KB150048

신비로운 반신욕과 약탕욕법 이야기

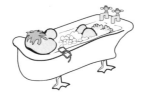

한국산업훈련연구소
Korea Industrial Training Institute

작 가의 말

우 리 경제가 괄목할 정도로 발전하고 국민의 생활이 점차 윤택해짐에 따라 목욕장에 대한 인식도 종래와는 달리 문화적인 가치관으로 바뀌었습니다.

지난 날 우리의 선조들은 제사나 중요한 의식(儀式)을 앞두고 몸과 마음을 깨끗이 하기 위해, 냉수나 온수로 목욕재계했던 풍습이 오늘에 이르기까지 겨레의 관습으로 이어져 내려온 탓에 그 어느 나라 국민보다도 목욕을 중시하는 민족으로 알려져 왔습니다.

그 하나의 예로서 옛날 상류사회에서는 사삿집에 욕탕시설을 갖추어 놓고 목욕을 생활화했는가 하면 신병치료를 위해 온천장이나 한증막을 찾아다니며 병을 다스려 왔다는 고사(故事)를 통해서도 우리 겨레가 얼마나 문화적인 민족이었는가를 가히 짐작할 수가 있습니다.

최근 우리나라는 산업화 사회가 크게 진전되면서 목욕장에 대한 일반적인 사고도 단지 몸을 청결케 하는 장소만이 아니라 스트레스 해소, 휴식, 건강, 미용, 질병의 치료수단으로 이용되는 곳이라는

개념으로 전환되고 있습니다.

만일 그것이 사실이라면 목욕업계도 고객의 다양한 욕구를 충족시켜 줄 수 있는 문화적 공간으로서의 전환이 요구됩니다.

이와 같은 시대적·사회적 요구(수요대중)에 부응하기 위해 '신비로운 반신욕과 약탕욕법 이야기'라는 책을 펴 내게 되었습니다. 이 책에는 만병에 좋다는 반신욕법(半身浴法)과 약탕욕법(藥湯浴法)에 대해 구체적으로 다루어졌는데 그 효능을 확실히 하기 위해 '의학적인 견해'와 '반신욕법으로 건강을 회복한 주부들의 체험담'을 곁들였습니다.

부디 이 한 권의 책이 건강증진을 위해 노력하는 사람을 비롯하여 각종 질환에 시달리는 많은 사람들에게 큰 도움이 되어지기를 간절히 바라마지 않습니다.

2000년 삼월 초하루

지은이 **문진용**

차 례

목욕은 건강한 삶을 만든다

① 목욕은 무엇 때문에 하는가

○ 목욕의 내력

세계의 일부 민족을 제외하고는 거의 모든 민족이 목욕을 생활화하고 있습니다. 그런데 이상하게도 목욕을 하지 않는 민족이 있습니다. 그 민족이 바로 몽골민족과 티베트민족입니다.

그렇다면 이 두 민족은 왜 목욕을 생활화하지 못했을까요?

여기에는 그럴만한 이유가 있습니다.

① 이들 민족은 고원(高原)지대에 사는 유목민족(遊牧民族)인데다가 정주(定住)할 집마저도 갖지 못했기 때문에 자연히 입욕(入浴)시설을 소유할 수가 없었습니다.

② 목욕을 하려면 필수적으로 물이 필요하지만 고원지대에서는 사실상 물이 귀한데다가 목욕물을 끓일 연료마저도 구

하기가 어려웠습니다.

③ 일년내내 건조한 기후여서 땀을 흘리자마자 곧바로 증발되기 때문에 육체적인 더러움을 의식하지 못했습니다.

그러나 예외의 민족도 있었다는 점에 주목해야 할 것입니다.

예컨대 똑같은 유목민족이었던 스키타이족(族)은 이미 기원전 5세기경에 천막식 이동형 목욕시설을 갖추고 있었다는 것을 감안한다면 반드시 일정한 거처가 없다고 해서 목욕시설을 갖추지 못했다는 이유는 납득하기 어려우며 단지 생활문화나 관습상의 문제라고 하겠습니다.

이 두 민족중 티베트족만은 현재까지도 목욕습관을 갖고 있지 않지만 몽골족의 경우는 중국식 목욕시설을 도입하여 현재는 목

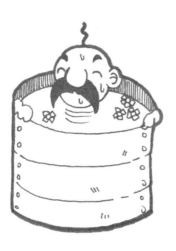

욕습관이 일상화되어 있는 실정입니다.

그렇다면 그토록 오랜세월 동안 목욕의 습관을 갖지 않았던 몽골민족이 어찌하여 중국식 목욕시설을 도입하게 되었을까요?

그 까닭은 너무도 간단합니다. 이들은 체험적으로 욕탕의 필요성과 목욕의 가치를 깨달았기 때문입니다.

◦ 우리나라의 목욕사

우리의 목욕문화는 서구(西歐) 이상의 오랜 전통과 역사를 지니고 있습니다. 예로부터 한해를 보내고 새해를 맞이할 때나 조상에게 제사를 지낼 때, 집안에 경사나 좋은 일이 생겼을 때, 장가가고 시집갈 때, 집에 빈객(賓客)이 찾아오거나 지위 높은 사람을 찾아갈 때, 소원성취를 위해 신(神)에게 기원하거나 간구할 때는 의례 목욕재계(沐浴齋戒)를 하여 심신을 청결케 했던 것이 서민층의 일반적 관습이었습니다.

그런데 이보다도 상류계층인 궁중(宮中)에서의 목욕 규례(規例)나 명문 사대부(士大夫)집에서 행해지는 목욕의 관행은 유교적 근엄주의의 베일에 가려져 일반에게 잘 알려지지 않았지만 목욕에 대한 가치나 빈도(頻度)에 있어서는 일반 서민에 비해 월등히 높았던 것만은 사실입니다.

어쨌든 목욕은 예나 지금이나 그 목적이 미용과 정결, 종교의식, 질환의 치유, 즐거움의 수단으로 이용된 것만은 틀림없습니다.

부여(扶餘) 능산리 사찰터에서 출토된 백제대향로 뚜껑에는 5명의 신선들이 천상의 소리를 연주하며 장쾌한 폭포수 아래에서 머리를 길게 늘어뜨린 채 목욕재계하는 모습이 조각되어 있습니다. 비단 이들의 신분이 어떻든 간에 목욕을 통해 몸과 마음을 깨끗이 한 다음 하늘에 제사를 지낸다는 관습을 읽을 수가 있습니다.

이 밖에도 경주(慶州) 안압지에서 75년 출토된 석조(石造)의 욕조는 참으로 멋과 낭만의 자취를 엿보게 합니다.

샘물이 연못으로 흘러 들어가는 수구(水口) 가까이에 조성된

이 석조 조형물은 바닥을 마개로 막을 수 있도록 구멍이 나 있고 등받이와 여과장치까지 보여주고 있습니다. 이것은 분명히 야외 욕조임이 틀림없습니다. 이 욕조 앞쪽에는 연못에 조성한 섬들이 펼쳐져 있고, 그 주변에는 나무숲이 울창하여 욕조에서 목욕하는 이의 모습이 눈에 띄지 않도록 커텐구실을 해주고 있습니다. 아마도 옛날 왕궁을 벗어난 왕족이 여기에서 교교히 흐르는 달빛 아래서 여름밤의 목욕을 즐겼을 것이라는 추측을 낳게 하고 있습니다.

당시 신라시대는 목욕재계를 중시하는 종교의식(불교의식)의 영향과 질높은 삶이 어우러져 극치의 목욕문화를 일구어 냈을 것이라고 짐작해 봅니다.

'삼국사기(三國史記)' 등 옛 문헌에도 목욕에 대한 언급이 나와 있습니다. 고구려시대 역시 예외가 아닙니다.

고려(高麗)시대에 이르면 목욕문화는 생활습관의 경지를 넘어 탐미주의(眈美主義)로까지 발전하고 있습니다.

이처럼 우리나라의 목욕사(沐浴史)는 오랜 전통과 역사를 자랑하고 있으며, 그 어느 나라보다도 청결을 중시하는 민족임을 알 수가 있습니다.

특히 요즘은 모든 사람이 목욕을 생활화하는 편인데 그 직접적인 동기는 거의 모든 아파트에 입욕시설이 갖추어져 있으며 재래식 주택에도 목욕시설을 완비해 두고 수시로 목욕을 하고 있습니다.

이처럼 목욕이 생활화하게 된 까닭은

① 많은 사람이 청결에 대한 문화적 관심이 높아졌다는 점

② 저렴한 수자원(水資源)과 연료를 확보하기가 쉬워졌다는 점

③ 입욕으로 인한 메리트를 알고 있다는 점

등을 들 수 있습니다.

어쨌든 목욕은 몸도 깨끗해지며 건강과 피로회복에도 좋을 뿐만 아니라 특히 스트레스 해소에 도움이 된다는 것입니다.

여기에서 목욕이 인체에 미치는 효과와 효능에 대해 좀더 자세히 설명하려고 합니다.

목욕은 피부의 기능을 촉진시켜 준다

우리의 피부 표면에는 대상작용(代償作用)에 의해 배출된 체내의 노폐물, 즉 땀이나 지방(脂肪)을 비롯하여 눈에 보이지 않는 미세한 먼지와 세균 따위가 많이 붙어 있습니다. 이와 같은 불순물을 그대로 내버려두면 그 불순물이 모공(毛孔)을 덮어 피부호흡을 방해하는 것입니다.

우리 인간들은 극히 적은 양이기는 하지만 피부를 통해서도 산소를 공급(피부호흡)받고 있는데 그 기능이 방해를 받으면 건강상 여러 가지의 부작용이 일어납니다. 그래서 때가 피부에 많이 끼면 왠지 모르게 불쾌감을 느끼는 생리현상이 자연히 일어납니다.

그럼에도 불구하고 때를 씻지 않고 그대로 방치해 두면 마침내 불쾌한 냄새를 발산시켜 남에게 혐오감을 줄 뿐만 아니라 피부의 가려움증까지 유발시킵니다. 그래서 참다못해 그곳을 손톱으로 긁어 상처를 내고, 그 상처를 통해 세균이 침입하면 결국 피부병을 일으키게 됩니다. 이같은 피부의 노폐물이나 더러운 불순물은, 물로 깨끗이 제거할 수가 있지만 피부의 모공에 붙어 있는 때는 물로 씻어도 말끔히 제거되지 않습니다.

　예를 들어 여름철에 풀장에 들어갔다가 나온 것과 목욕탕에 들어갔다가 나온 것을 비교해 보면 알 수 있습니다. 역시 따뜻한 물에서 몸을 씻고 난 후가 월등히 몸이 개운하고 기분이 상쾌한 것을 느낄 수가 있습니다.

　이렇게 하여 피부에 달라붙은 노폐물과 더러운 물질을 제거해 줌으로써 피부는 그 본래의 기능을 발휘하게 됩니다.

　우리가 목욕을 하고 난 후 상쾌한 기분을 느끼는 것은 피부가 정상적인 기능을 회복했다는 것을 알려주는 생리적인 신호라고 하겠습니다.

◦ 피로회복, 진통완화, 숙면을 가져다 주는 '온열효과'

　따뜻한 욕탕이나 사우나에서 목욕을 하면 몸 전체가 따뜻해지는 것은 누구나가 다 체험을 통해 알고 있는 사실입니다. 이같은 까닭은 따뜻한 물이나 증기가 몸에 닿으면 피부 속에 흐르는 피가 더워지는 동시에 혈관이 확장하여 활발한 혈류순환을 일으켜 몸 구석구석에 열기를 날라다 주기 때문입니다.

　혈관이 확장되어 혈류량이 증가하면 산소나 영양소의 공급도 활발해져서 신진대사가 촉진되고 체내에 축적된 노폐물은 신속히 체외로 배출됩니다.

　우리들이 의식하는 육체적 피로의 원인은, 그 대부분이 체내에 축적된 지나친 노폐물 때문인데 그것들이 체외로 배출되면 당연히 피로는 회복되고 근육의 통증도 완화될 수가 있습니다.

　목욕을 하면 피로가 풀리는 까닭은 단지 기분상의 문제가 아니라 실제로 그와 같은 작용이 일어나기 때문입니다. 그리고 따뜻해진 혈액은 뇌에도 공급되기 때문에 이로 인해 신경과 정신까지도 안정시켜 주어 통증에 대한 감각이 경감되는 것입니다.

　이처럼 따뜻한 목욕이나 사우나 등에 의해 얻어지는 건강효과를 '온열효과(溫熱效果)'라고 말합니다.

　한편 육체적인 피로와 통증이 가시면 기분좋은 수면까지 얻을 수 있으므로 목욕으로 인해 '안면효과(安眠效果)'까지도 얻을 수 있습니다.

　이같은 온열효과는 비단 전신욕뿐만 아니라 반신욕이나 족욕(足浴) 등 부분욕에서도 대등하게 얻을 수 있습니다.

　특히 여기서 강조해 두고자 하는 것은 고혈압이나 심장병, 순환기 계통의 질환을 앓고 있는 사람은 뜨거운 물에서의 전신욕보다는 차라리 따뜻한 물에 의한 반신욕을 권합니다.

　다만, 반신욕의 경우 몸 전체가 따뜻해지는 시간이 전신욕에 비해 다소 늦기 때문에 느긋이 목욕시간을 잡는 것이 좋습니다.

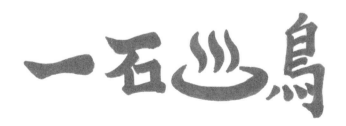

○ 운동기능 강화에 도움을 주는 '부력효과'

심한 운동으로 인하여 무릎관절이나 팔다리가 아파 몸을 가누기조차 힘들 때가 있지만 욕조 내에서는 이상하리만큼 신체의 움직임도 쉽고 아픔도 덜 느낍니다. 그 까닭은 물 속에서는 부력이 작용하여 몸이 가벼워지고 손발의 동작이 쉬워지기 때문입니다.

예를 들어 신체가 부자유한 사람이나 노인들이 풀장에서 편안히 물놀이를 하는 것과 똑같은 이치입니다.

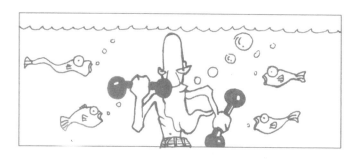

욕조를 가득 채운 물 속에 들어가면 몸의 체적(体積)만큼의 물이 욕조 밖으로 넘쳐나가는데 이 넘쳐나간 물의 양만큼 비례하여 체중이 가벼워지는 것입니다.

말하자면 '아르키메데스의 부력의 원리'인데 목까지 몸을 물 속에 잠그었을 때의 부력의 역가(力價)는 체중의 9분의 1 정도라고 합니다.

이렇듯 욕조 내에서의 부력의 작용에 의해 얻어지는 건강효과를 '부력효과'라고 말하며 이 부력효과에 대해 좀더 구체적으로 언급하려고 합니다.

　그 대표적인 예가 운동기능 장해를 일으킨 사람의 리허빌리테이션(rehabilitation) 요법(療法)입니다.

　이 요법은 따뜻한 온수풀에서 수족을 움직이거나 걷거나 하여 관절 및 근육의 힘을 강화시켜 운동기능을 끌어올리려고 시도하는 것으로서 비단 환자뿐만이 아니라 운동선수의 부상치료에도 널리 이용되고 있습니다.

　이처럼 욕조나 풀장의 물 속에서는 부력에 의해 체중이 가벼워져 몸을 움직이기가 쉽지만 대기(大氣) 속에서는 손발을 움직이기가 거북합니다.

　시험삼아 욕조물 속에서 손뼉을 쳐보면 쉽게 이해할 수 있습니다. 공기 속에서는 양손을 빨리 마주칠 수가 있어 손뼉소리가 나지만 물 속에서는 양손을 쉽사리 움직일 수가 없어 소리는 고사하고 서로 손을 마주치기도 힘듭니다. 이것은 물의 저항 때문인데 이 저항을 뿌리치고 손발을 움직임으로써 근육의 힘이 증강되는 것입니다.

　보통의 경우라면 자신의 체중조차도 움직이기가 어려운 사람이 목욕탕이나 풀장에서는 부력의 도움을 받아 몸을 수월하게 움직일 수가 있습니다. 거기에다 물의 저항력까지 등에 얹고 기능이 떨어진 근육을 회복시키거나 증대시킬 수가 있어 정녕 리허빌리테이션은 아주 이상적인 방법이라고 할 수 있습니다.

　물론 건강한 사람에게도 부력작용 및 저항작용이 일률적으로 작용하기 때문에 매일 욕조 내에서 수족운동을 하면 관절의 유연성이나 근육증강에 효험이 있습니다.

또한 복부의 피하지방(皮下脂肪) 과다로 고민하는 사람은 욕조 내에서 배의 근육을 움직여 배에 힘을 주거나 늦추거나 하는 운동을 반복하면 복부의 피하지방을 감소시킬 수가 있습니다.

이것 역시도 욕탕 내에서의 부력효과라고 하겠습니다.

○ 혈관 및 호흡기 활동을 촉진시키는 '수압효과'

목욕을 할 때 물 속에 잠겨 있는 자신의 두 다리를 내려다 보면 뜻밖에도 메마른 듯한 느낌을 갖게 됩니다. 그렇게 보이는 까닭은 물 속을 통과하는 광선의 굴곡때문만이 아니라, 물속에서는 수압작용에 의해 실지로 다리가 움츠러 들기 때문입니다.

수압은 수심이 깊을수록 커지므로 욕조의 물 깊이에 따라 수압을 받는 정도도 다소나마 차이가 있습니다.

예를 들어 수심 50센티미터의 물 속에서 목까지 몸을 잠그고 발을 뻗었을 때 대퇴부 부위에서는 1센티미터, 복부 부위에서는 1~2센티미터의 수압을 받아 움츠러 든다고 합니다.

그렇다면 욕조 내에서 수압을 받으면 어떠한 변화가 일어나느냐 하는 것인데 우선 수압에 의해 복부가 움츠러 들면 횡경막이 위쪽으로 밀려 올라가 폐를 압박하게 됩니다. 이렇게 되면 폐로 흡입되는 공기의 양도 감소되어 그것을 보충하기 위해 호흡은 빨라지게 됩니다. 또 수압은 물 속에 잠겨 있는 몸 전체에 영향을 주기 때문에 당연히 혈관도 압박을 받게 되어 혈행이 촉진됩니다.

즉, 욕조 내에서 수압을 받음으로써 몸 전체가 맛사지를 받는 것과 똑같은 작용이 일어나 혈관이나 심장, 호흡기 등의 활동이 왕성해지는 것입니다.

　　그런데 이같은 수압은 심장이나 호흡기 계통의 질환을 앓고 있는 환자에게는 오히려 큰 부담이 될 수도 있습니다. 그러므로 이러한 사람들은 수압이 높지 않은 얕은 목욕탕 물에서 반신욕을 하는 것이 좋습니다.

② 반신욕은 여성의 냉까지 낫게 한다

○ 서양의학에서는 결정적인 냉의 치료법이 없다

냉증은 여성들에게 압도적으로 많은 병입니다. 일설(一說)에 의하면 여성 두 사람당 한 사람꼴로 냉에 시달린다는 것이며 젊은 여성이든 나이든 여성이든 많은 사람이 냉으로 고통을 받고 있다는 것입니다.

그런데 이처럼 대중화된 질환에도 불구하고, 서양의학에서는 냉증에 대해 이렇다할 확실한 정의를 내리지 못하고 있을 뿐만 아니라 '냉'이라는 의학적 병명(病名) 조차도 없다는 것입니다. 참으로 이상한 질환이 냉증의 정체라고 하겠습니다.

실지로 냉증에 시달리고 있는 사람의 체온을 재어 보아도 높거나 낮지도 않으며, 혈액이나 내장을 검사해 보아도 전혀 이상(異常)을 발견할 수가 없습니다. 그러나 본인은 확실히 냉의 증세를 느

끼고 있습니다. 도무지 확증
을 잡을 수 없는 질환이 냉
증인 것입니다.

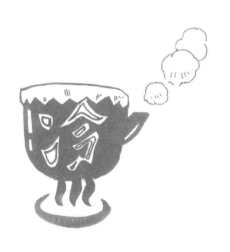

그렇다면 도대체 냉증
이란 무엇일까요.

서양의학에서는 신체
적으로 말초의 혈행(血行)이
순조롭지 못한 데에서 오는
한랭한 체질, 또는 노화나
갱년기 장해에 따르는 여러
증상 가운데 하나라고 판단
하고 있습니다. 즉, 냉증은 '냉성 체질'로서 질병이 아니라는 결론을
내리고 있습니다.

그러다가 최근에 이르러서야 비로소 '한랭과민증' 또는 '냉각
(冷覺)과민증' 등의 이름을 붙이게 되었는데, 중요한 것은 호칭이야
어떻든 간에 냉증은 질병이 아니라는 것이 현대의학의 기본적인 입
장이며 이런 까닭에 치료대책이 세워지지 못하는 것이 오늘의 현실
이라고 하겠습니다.

○ 동양의학은 '냉'을 확실한 질환으로 규정하고 있다

이와 같은 현대의학의 기본입장과는 달리 동양의학에서는 냉
을 엄연한 질환으로 규정하고 있습니다.

동양의학에서는 인간의 체내에는 생명의 활동을 지배하는 어떤 성질의 에너지가 흐르고 있다는 확신을 가지고 있습니다. 이것을 이른바 '기(氣)'라고 말합니다.

그런데 이 기(氣)의 순환이 무엇인가의 원인에 의해 나빠지면 몸 전체의 균형이 깨어져 여기저기에서 나쁜 현상이 나타난다는 것입니다. 이런 현상을 현대의학에서는 자율신경실조증 또는 심신증 증상이라고 말합니다.

자율신경실조증에 빠지면 호르몬의 균형이 무너지거나 혈관의 수축, 또는 혈관의 확장에 이상을 일으켜 혈액순환기능이 떨어지고 체온조절이 순조롭지 못하게 됩니다.

특히 자궁이나 난소를 감싸고 있는 골반 내에는 많은 양의 피가 순환되고 있는데 특히 노폐물을 처리하는 정맥혈의 순환이 정체되어 혈액이 고이면 차거움(냉)을 느끼는 불쾌증상이 나타나는 것입니다. 현대의학에서 말하는 골반 내 울혈증후군이 바로 그것인데 동양의학에서는 이것을 '어혈(瘀血)'이라고 부릅니다.

○ 냉은 모든 병의 근원이다

일반적으로 냉증은 30대의 여성에게 많으며 40대 전후부터 약간씩 감소되는 경향을 보이다가 40대 후반이 되어서는 다시 증가하는 추세를 나타냅니다. 30대 여성은 결혼, 임신, 출산, 육아 등 인생살이의 가장 중요한 시기여서 고생도 이만저만이 아닙니다.

또 생리적인 면에서도 여성호르몬의 분비가 최고조의 시기를 벗어나 서서히 감소되는 변화의 전환기를 맞는 연령기에 해당합니다. 이 나이가 되면 웬일인지 호르몬의 균형이 깨어지고 정서상의 안정이 불안해져서 자율신경실조에서 오는 냉증에 걸리기가 쉽습니다.

한편 40대 후반을 넘어선 여성에게서 많이 발견되는 현상은 갱년기 장해에서 오는 냉증입니다. 여성호르몬의 분비는 50세를 전후하여 찾아오는 폐경을 앞두고 급격히 감소되지만 마치 이에 대항이라도 하듯이 난소자극 호르몬이 대량으로 분비되어 호르몬의 균형이 깨어져 자율신경의 실조를 초래함으로써 갖가지의 부정수소 (不定愁訴 : 스트레스 따위의 심신 장해로 인하여 어깨가 쑤시거나 마음이 불안해지는 등 원인이 확실치 않은 불쾌감)현상이 나타납니다. 이것이 바로 갱년기 장해라는 것인데 냉증도 이의 부산물이라고 하겠습니다.

동양의학에서는 "병은 육체의 냉한 곳으로부터 침입한다"고 말하지만 냉한 곳은 곧 신체의 결함을 알려주는 신호일 뿐 아니라, 그 자체가 질병의 원인이라고 하겠습니다.

어쨌든 냉을 그대로 내버려 두면 두통, 현기증, 어깨결림, 가슴의 울렁거림, 숨가쁨, 혈압이상, 변비, 설사, 배뇨장해, 요통 등 갖가지 불쾌한 증상을 일으키거나 악화시키는 요인이 됩니다.

냉은 참으로 골치아픈 질병이며 이 병을 하루속히 고치지 않으면 인간의 참된 즐거운 삶을 살 수가 없습니다.

○ 옛 여인들은 무시래기 목욕을 하여 심한 냉증을 고쳤다

　　냉증이 있는 사람에게는 남달리 겨울철은 고통스럽습니다. 아무리 뜨거운 목욕탕에서 몸을 달구어내도 이불 속에 들어갈 무렵이면 웬일인지 손발이 차서 좀처럼 밤잠을 이루지 못합니다. 이런 여성들에게 무시래기 목욕을 권합니다.

　　무시래기에는 비타민 A, B_1, B_2, C, E 등을 비롯하여 칼슘, 철, 나트륨 등의 미네랄, 그리고 엽록소 등이 풍부하게 함유되어 있어서 혈행촉진이나 보온, 살균 등에 뛰어난 효능을 발휘합니다. 그래서 무시래기탕은 냉증, 생리불순, 류머티즘, 신경통, 요통, 치질, 감기 치료에 예로부터 사용되어 왔습니다.

　　무시래기란 무잎을 말린 것인데 이것을 뜨거운 욕조물에 넣고 그 물 속에 들어가 목욕을 하면 자연스럽게 몸이 더워지고 신진대사 작용이 일어납니다. 이렇게 하여 땀을 흘리고 난 후 이불 속에 들어가면 아침까지 몸 전체가 훈훈해져서 깊은 잠에 빠질 수 있게 됩니다.

　　한방의학에서는 식품(食品)을 몸을 덥게 해주는 것, 차게 해주는 것 등으로 분류하여 이것을 알맞게 섭취하도록 함으로써 질병이나 불쾌한 증상에서 해방시키려고 합니다.

　　예를 들어 무는 생채 그대로일 때에는 몸을 차게 하는 작용을 하지만, 햇빛에 말린 것은 몸을 따뜻하게 해주는 작용을 합니다. 비단 그것을 먹었을 때만이 아니라 외과적으로 사용했을 때에도 똑같은 작용을 하는데 특히 무 잎사귀는 몸을 덥게 해주는 욕제(浴劑)로서 옛부터 널리 쓰여져 왔습니다.

　　시래기를 얻는 방법은 야채가게에서 얻어오는 방법도 있지만 가정에서 김장을 하고 남은 것을 버리지 말고 말려 두는 방법이 가장 손쉽습니다. 이와 같이 하여 말려 둔 시래기를 수건이나 가제로 만든 자루 속에 넣어 더운 욕탕에 넣습니다. 시래기의 양이, 50~100그램 정도라도 몸을 덥게 해주는 효과는 있지만 냉을 치료하기 위해서는 500그램 정도가 필요합니다.

급탕식(給湯式) 욕조의 경우는 큰 냄비에 시래기를 넣어 15~20분 정도 끓인 다음 그 물을 욕조물에 섞어서 사용합니다. 이 시래기 욕탕에서 잠시만 목욕을 해도 충분히 몸이 더워지지만 느긋하게 장시간 목욕을 하는 것이 좋으며, 냉기를 느끼는 부위에 더운 욕수(浴水)와 찬물을 번갈아 부어 자극을 가해 주면 더욱 좋은 효과를 얻을 수 있습니다.

또한 이런 방법도 있습니다. 약 43도 정도의 욕수를 3분 동안 몸에 끼얹고, 다음은 찬물로 10초 동안 몸에 끼얹습니다. 이것을 5회가량 되풀이하다가 마지막에 찬물로 끝냅니다. 마지막 물이 찬물이라고 해서 몸이 차지지 않을까 하고 염려할지 몰라도 실은 정반대로 몸의 따뜻한 기운은 더욱 오래 지속됩니다. 부디 냉이 있는 분은 꼭 시래기 목욕을 계속 시도해 보기를 바랍니다.

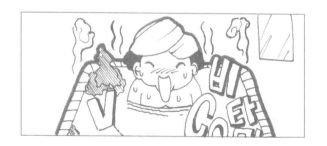

③ 약탕욕은 신기한 효험이 있다

앞장에서 반신욕을 하면 놀라운 건강상의 효과가 있다는 것을 설명했습니다. 아무런 약재(藥材)를 넣지 않은 맹물탕에서도 그만한 효과가 있는데 하물며 약재를 넣고 목욕을 했을 때에는 당연히 놀랄만한 효과가 있습니다.

그렇다면 탕 속에 약용식물(藥用植物)이나 광물질(鑛物質) 등의 약재를 넣었을 때 인체에 어떠한 건강효과가 있는가를 살펴볼 필요가 있습니다.

한마디로 약탕에 사용되는 욕재(浴材)는 셀 수 없이 많지만 각기의 약재성분에 따라 나타나는 효과도 각양각색입니다.

구체적인 약탕의 재료나 효능, 이용법에 대해서는 다음 장에서 구체적으로 소개하기로 하고, 다만 여기서는 약탕이란 도대체 어떤 것이며 맹물에서 하는 목욕과 무엇이 어떻게 다르냐에 대해 설명하겠습니다.

○ 약탕은 본시 병치료를 위해 생겨났다

약탕이란 한마디로 '약리효과(藥理效果)가 있는 식물(植物)이나 온천성분을 지닌 목욕수'를 뜻합니다. 그런 맥락에서 본다면 온천도 약탕의 한 종류라고 하겠습니다.

인위적으로 만들어지는 약탕의 종류에는 화학(化學)적으로 처리된 입욕제(入浴劑)와 민간이나 한방(漢方)에서 사용하는 생약계(生藥系)의 입욕제가 있습니다. 이들 중 후자의 것을 '약탕'이라고 하는데 이 책에서는 '약탕'만을 다루려고 합니다.

약탕은 본래, 오늘날처럼 의학적인 지식이나 기술이 발달되지 않은 시대에는 자연적으로 용출(湧出)된 온천이나 약초 등을 이용하여 병을 치료해 왔던 것입니다.

그리고 식물성 정유(精油)나 타닌(Tannin), 사프닌(saponin)따위는 모두 식물성 약탕재 성분인데 이 밖에도 루틴(rutin)이나 쿠말린과 같은 배당체(配糖体)나 아즐렌, 점액질, 유지성분 등도 약탕재에 해당합니다.

회화나무 등에 함유된 루틴이라는 배당체는 지혈(止血)이나 모세혈관(毛細血管)의 노화를 방지하는 기능이 있으며, 산뽕나무, 닥나무, 무화과나무 등 뽕과의 식물에 많이 함유되어 있는 쿠말린은 피부를 매끄럽게 해주거나 근육을 부드럽게 해주는 작용을 합니다.

또 식물성의 비(非)벤젠계(系) 방향족화합물(芳香族化合物)의 하나인 아즐렌에는 피부조직의 재생기능이 있으며, 점액질이나 유지성분에는 피부의 표면을 보호하는 등의 작용이 있습니다.

즉, 점액질을 함유한 수양버들이나 차전초(질경이), 지방유(脂肪油)가 뛰어난 율무 등이 목욕재료로써 옛부터 많이 이용되어 왔습니다.

○ **천연온천에서도 갖가지의 치료효과를 거둘 수 있다**

약탕으로 이용되는 것은 식물만이 아니라 광물질의 재료도 있습니다.

목욕의 꽃으로 대표되는 성분이 바로 온천성분인데 이에 대한 인간의 이용역사도 식물의 그것처럼 오랜 역사를 지니고 있습니다.

온천의 이용역사는 약탕보다도 훨씬 오랜 세월을 지니고 있기 때문에 인공적인 욕조를 이용하는 현대인들에게는 이미 온천성분의 약탕적 발상을 갖고 있었던 것입니다.

우리에게 잘 알려진 온천은, 지하수가 지열(地熱)에 의해 뜨거운 물을 뿜어내거나 증기가 되어 분출하는 것인데 이 온천수에는 풍부한 광물질을 함유하고 있어 목욕이나 음료수로써 사용되어 큰 의료효과를 얻고 있습니다. 그리고 온천수가 함유하는 광물질에 따라 얻어지는 효과도 매우 다양합니다.

여기에서는 성질별로 그 종류를 분류해 보기로 합니다.

탄산천(炭酸泉)

유리탄산(遊離炭酸)을 유효 주성분으로 하는 온천인데 고혈압, 심장병, 말초순환 장해, 신경통, 류머티즘, 갱년기 장해, 난소기능부전, 임포턴스 등에 효과가 있습니다.

중탄산 토류천(重炭酸 土類泉)

중탄산칼슘, 중탄산마그네슘을 유효 주성분으로 하는 온천인데 류머티즘에 효과가 있습니다.

중조천(重曹泉)

중탄산나트륨을 유효 주성분으로 하는 온천인데 알칼리천(泉)이라고도 불립니다. 창상(創傷), 화상, 피부소양증, 피부각화증 등에 효과가 있습니다.

식염천(食鹽泉)

염화나트륨을 유효 주성분으로 하는 온천인데 류머티즘, 창상, 습진, 피부각화증, 여성성기염증, 난소기능부전, 자궁발육부전, 월경이상, 갱년기 장해 등에 효과가 있습니다.

명반천(明礬泉)

유산알미늄을 유효 주성분으로 하는 백반온천인데 류머티즘, 당뇨병, 무좀, 습진, 트리코모나스질염 등에 효과가 있습니다.

철천(鐵泉)

1리트르 중에 총 철이온 20밀리그램 이상을 함유하는 온천인데 탄산철천과 녹반천이 있으며 류머티즘, 습진, 태선(苔癬), 난소기능부전, 자궁발육부전, 월경이상 등에 효과가 있습니다.

유황천(硫黃泉)

유황과 유화수소를 유효 주성분으로 하는 온천인데 후자를 유화수소천이라고 불러 구별하는 경우도 있습니다. 유황을 주성분으로 하는 온천은 류머티즘, 중금속 중독, 당뇨병, 피부소양증, 피부각화증, 창상, 습진, 태선, 가벼운 동상, 농피증, 여성성기염증, 월경이상, 불임증 등에 효과가 있습니다. 한편 유화수소천은 고혈압, 동맥경화, 말초순환 장해에 효과가 있습니다.

산성천(酸性泉)

1리트르 중에 1밀리그램 이상의 수소이온을 함유하고 있는 온천인데 농피증, 습진, 무좀, 태선, 류머티즘, 트리코모나스질염, 당뇨병, 체질개선 등에 효과가 있습니다.

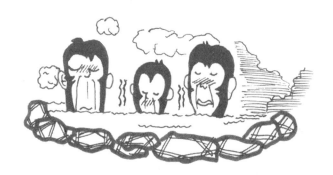

유산염천(硫酸塩泉)

유산나트륨(芒硝 : 망초), 유산칼슘(石膏 : 석고) 유산마그네슘을 유효 주성분으로 하는 온천인데 유산나트륨의 경우를 망초천, 유산 칼슘의 경우를 석고천, 유산마그네슘의 경우를 정고미천(正苦味泉) 이라고 부릅니다. 망초천은 류머티즘, 창상, 동맥경화, 고혈압 등에 효과가 있으며, 석고천은 류머티즘, 통풍(痛風), 창상, 고혈압, 동맥 경화 등에 효과가 있고, 정고미천은 류머티즘에 각각 효과가 있습 니다.

방사능천(放射能泉)

1리트르 중에 백억분의 30퀴리 이상의 라돈을 함유한 온천인 데 라듐천이라고도 부릅니다. 류머티즘, 통풍, 고혈압, 동맥경화, 외 상, 호르몬대사장해, 다발성 신경염, 말초순환 장해, 간담도질환 등 에 효과가 있습니다.

단순천(單純泉)

광물질이나 가스질 함유량이 1리트르 중 1그램 미만의 온천 으로서 류머티즘, 신경통, 뇌졸중 후유증, 병후 및 피로회복에 효과 가 있습니다.

이처럼 온천에는 여러 가지의 성분이 함유되어 있습니다만, 옛날에는 이같은 성분을 화학적으로 추출하거나 합성시킬 수가 없 었습니다. 그래서 침전물이나 분화구에서 채집한 돌을 가지고 와서

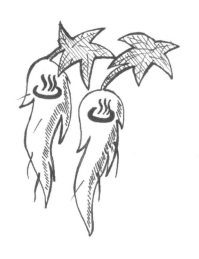

그것을 욕탕 속에 넣어 울궈 내어 그 물에서 목욕을 했던 것입니다.

그러나 이 침전물이나 분화구의 돌을 사용했다고 해서 온천수와 똑같은 효능을 얻는다는 것은 잘못된 생각입니다. 왜냐하면, 온천수는 각종 물질이 다양한 비율로 자연스럽게 배합되어 있기 때문입니다. 이에 반해 집에 가져온 온천의 재료들은 온천수에 함유된 물질 중 침전되기 쉬운 것들인데 이것을 욕탕 속에 넣었다고 해서 온천 본래의 효능을 기대한다는 것은 어리석은 생각이라고 하겠습니다.

그대신 소금을 욕탕재료로 사용하는 것이 실질적인 면에서 효과가 높다고 하겠습니다.

제 1 장

모든 병에 효험이 있는 반신욕

만병에 효능이 있는 반신욕

∘ 모든 병의 원인은 냉과 과식 때문이다

모든 병은 '냉' 때문에 생깁니다. 그렇다면 사람들은 왜 냉에 걸리는 것일까요.

사백네 가지의 병이라고도 하며, 만병이라고도 하는 모든 병의 근원은 냉과 과식 때문입니다. 과식의 해(害)에 대해서는 너무도 잘 알려져 있지만, 냉에 대해서는 거의 무지(無知)에 가깝다고 하겠습니다. 예를 들어 어떤 종류의 음식물은 냉의 원인이 되기도 하지만 사람들은 그것을 모르고 먹습니다.

어쨌든, 한마디로 모든 병은 냉 때문에 생긴다고 해도 지나친 말은 아닙니다. 냉이란 단순히 손발이 차갑게 느껴지는 냉증만이 아닙니다.

우리의 몸을 서모그래피(온도기록계)로 측정해 보면, 누구나 상반신은 온도가 높고(심장을 중심으로 37도 전후) 하반신은 낮은데, 특히 발의 온도는 31도 이하라는 것이 확인되고 있습니다. 이처럼 하반신, 특히 발목 아래가 보통 이상으로 저온상태이고 상반신이 더운 상태를 냉이라고 합니다.

'겨울철에 냉해지는 것은 당연한 일이지만, 여름철에도 냉해지는가'라는 의문이 제기되는데, 체온의 상하차를 미루어 생각한다면 여름철에도 냉해질 수 있다는 것을 알 수가 있습니다.

더위를 먹는 까닭은 발이 차기 때문이 아니라, 머리나 상반신이 햇빛 등 고온에 노출되어, 이 때문에 상대적으로 발이 냉해져서 일어나는 현상입니다. 또, 흥분하여 머리쪽에 피가 급격히 올라가면, 머리가 덥고 발이 찬 냉의 현상이 일어납니다. 이것은 정신적인 충격에 의한 냉입니다.

겨울에, 난로만으로 난방하는 곳은 더운 공기가 위로 올라가 머리와 발 사이에는 무려 10도 가까이 온도차가 생깁니다. 그런 주거환경의 온도차로 냉은 더욱 심해집니다.

냉은 체온의 상하차만이 아니라, 몸의 표면보다 몸의 내부가 저온일 경우도 역시 냉의 상태가 됩니다. 즉, 피부의 표면은 화끈거려도 몸 속은 차가운 상태인데, 예를 들어 술을 마셨을 때나 뜨거운 물 속에 어깨까지 담그고 있을 때가 바로 그런 상태입니다.

이렇게 보면, 냉은 단지 냉증을 앓고 있는 사람만의 문제가 아니라는 것을 알게 될 것입니다.

─○ 혈액순환이 나쁘면 냉이 생긴다

그러면, 왜 이같은 냉이 병을 만드는 것일까요.

그것은 한마디로, 혈액이 순환장해를 일으키기 때문입니다.

한냉자극이 혈관을 수축시킨다는 것은 누구나가 다 알고 있는 사실인데, 몸속에서 냉이 작용하면 혈관이 수축되어 말초까지의 혈액순환부전현상이 일어납니다. 따라서 동맥의 혈류량은 감소되고, 정맥의 혈류는 느슨해집니다.

동맥의 혈액은 산소나 영양, 그리고 면역물질(체내에 침입한 병원균이나 독소 등의 이물질과 싸워 이기기 위한 혈액 속의 성분)을 전신의 기관이나 세포에 전달하며, 정맥의 혈액은 세포로부터의 탄산가스나 여러 가지 노폐물을 운반하는 역할을 합니다.

그런데 혈액의 흐름이 나빠지면 필요한 물질이 공급되지 못하고 필요없는 물질, 즉 유해한 것은 배출되지 않고 정체되는 현상이 일어나 세포의 기능이 저하되거나 약화됩니다. 그래서 심장, 폐, 간장, 신장, 위장 기타 여러 가지의 내장기능이 나빠지는가 하면, 면역력이 떨어져 세균이나 바이러스 등의 병원균에 감염되기가 쉽습니다. 따라서 병적 물질(예컨데 결석)이 생기거나, 궤양이나 종양이 생기기도 합니다.

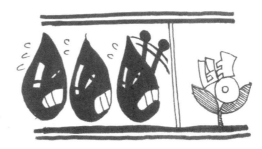

사람은 각기 얼굴의 생김새가 다르듯이, 기질이나 체질도 다릅니다. 거기에다 직업이나 주거생활 및 생활환경까지도 다르며 그런 차이 때문에 생기는 질병도 천차만별입니다.

그러나 하나의 공통점은 그 사백네 가지의 병의 뿌리가 모두 냉에서 비롯되었다는 점입니다. 냉이야말로 모든 신체적 부조화의 본질적 원인이라고 하겠습니다.

그러므로 병을 고치거나 건강을 유지하려면, 우선 몸 안의 냉을 해소시켜 냉이 없는 상태를 만들지 않으면 안됩니다. 그 가장 좋은 방법이, 명치아래 부분을 미지근한 물에 담그는 반신욕법입니다.

○ 반신욕은 피의 흐름을 좋게 한다

반신욕에서 무엇보다 중요한 것은, 미지근한 물에 명치아래 부분을 상당히 오랫동안 담그고 있는 일입니다. 물의 온도는 체온보다 약간 높은 37~38도 정도가 좋습니다.

물에 들어갈 때는 먼저 발에 더운 물을 끼얹습니다(반대로 수영을 할 때는 머리에 찬 물을 끼얹는다). 이렇게 함으로써, 상반신의 체온차를 어느 정도 바로잡습니다.

일단 욕조에 들어가면, 명치 아래부분만을 물에 담급니다. 명치아래쪽이면 어느 부분이든 상관없습니다. 중요한 것은 명치 위부분을 오랫동안 뜨거운 물에 담그지 않는다는 것입니다. 팔도 물에 담궈서는 안됩니다.

명치위의 팔이나 어깨까지 뜨거운 물 속에 담그는 전신욕은,

하반신보다 상반신의 체온을 높게 해주기 때문에, 냉이 해소되지 않습니다. 오히려 냉을 강화시키는 결과를 초래하게 됩니다.

명치아래를 물에 담그는 것은, 말하자면 두한족열(頭寒足熱)의 상태가 되도록 만든다는 것입니다. 익숙해질 때까지는 상반신이 춥다고 느껴지겠지만, 우선 참고 하반신만 물 속에 담그는 것입니다. 가끔 20~30초 동안, 어깨까지 잠기게 하는 것은 상관없습니다. 마침내 서서히 몸 속에서부터 더워지기 시작하여 머리와 얼굴 등, 욕조 밖으로 나와 있는 신체부위에서 땀이 흐릅니다. 이렇게 되면, 확실히 전신욕에 비해 더 더워져, 욕실 밖으로 나와도 한기(寒氣)를 느끼지 않습니다.

그리고 혈관이 열려 전신의 혈행이 좋아지므로, 당연히 혈압도 내려갑니다.

◦ 반신욕은 고혈압에도 좋다

고혈압인 사람이 목욕 도중 쓰러졌다는 이야기는 매우 흔합니다. 그 이유는 탈의장이 춥거나 갑자기 뜨거운 물에 들어갔거나 했기 때문입니다. 즉, 온도차로 인해 혈관이 현저하게 수축되어 혈압이 급격히 올라간 탓입니다.

이것을 좀더 자세히 설명하면, 뜨거운 물은 자율신경(혈관이나 내장을 지배하는 신경)의 교감신경계(交感神經系)를 긴장시켜, 피부의 혈관을 급속히 수축시키기 때문에 혈압이 올라가는 것입니다. 거기에다가 어깨까지 물 속에 몸을 잠그고 있으면, 욕조의 수압까지 가세하여 말초혈관 내 흐르는 피는 더욱 흐르기가 어려워져,

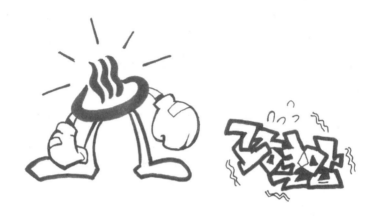

혈압은 보다 크게 올라가게 됩니다.

마침내 피부의 표면만이 더워지고 몸 속은 차가운 상태에서, 욕조 밖에 나와 몸을 씻는 동안 다시 몸이 식어, 이번에는 한냉(寒冷)자극으로 혈관이 수축됩니다. 이 때, 다시 뜨거운 물에 들어가면, 앞서처럼 교감신경을 긴장시켜 혈관이 계속 수축됩니다.

고혈압인 사람의 혈관을 이렇게 뒤흔들면, 사고가 나지 않는 것이 오히려 이상한 일입니다.

이런 입욕중의 사고 때문에, '목욕은 고혈압에 나쁘다'는 오해까지 생겨납니다. 그러나 결코 그런 것이 아니라, 입욕방법에 따라 목욕은 고혈압에도 좋은 약이 된다는 것을 알아야 합니다.

다시 되풀이 말하지만, 뜨거운 물에 어깨까지 푹 담그는 입욕방법을 피하고, 미지근한 물에 명치 아래부분을 담그는 반신욕이 가장 효과적입니다. 그리고 미지근한 물은 뜨거운 물과는 반대로 부교감신경(副交感神經)을 완화시켜, 혈관이 확대됨으로써 혈압이 내려 갑니다.

○ 냉은 오장육부에까지 나쁜 영향을 준다

보통, 병이 있는 사람은 '위장이 약하다'든가 '간장이 나쁘다'고 말합니다. 확실히 나쁜 요소(냉)가 그 부위에 영향을 주기 때문에 그러한 현상이 나타나는 것입니다.

그런데 내장은 오장육부가 모두 연결되어 있습니다. 한 곳만이 나쁘고 나머지는 다 튼튼하냐고 하면 그런 것은 아닙니다.

냉은 몸 전체를 돌아 오장육부 전체에 영향을 줍니다. 그 중에서 특히 약한 내장의 기능이 떨어져, 그 내장과 관계가 깊은 부위에 나쁜 증상이 생기는 것입니다.

이것을 올바르게 이해하기 위해서는 한방의 지식이 필요합니다. 간장이 나쁘면, 먼저 신장에 영향을 미칩니다. 무릎관절의 병은 췌장에서 오는 일이 많고, 무릎의 관절염은 당뇨병의 전조라고 할 수 있습니다. 또, 오장육부에 병이 생기면 생명에 위협을 받을 수도 있는데, 이에 앞서 손이나 발, 눈, 코, 귀 등에 병이 생기는 일이 있습니다. 예컨대, 코가 나쁘다는 것은 호흡기와 소화기에 이상이 있다는 증거입니다.

이와 같이 외부에 나타나는 증상은, 오장육부의 병독을 외부로 내보내어 그 병을 고치려는 배독(排毒)작용이기도 합니다. 그래서 일률적으로 증상을 억제하려고 하는 치료에는 문제가 있습니다.

　　따라서 병을 치료함에 있어서 단순히 증세나 검사치(檢查値)
에만 집착하지 말고, 병의 근본적인 원인을 제거하도록 노력하지
않으면 안됩니다. 즉, 병의 종류가 어떻든 냉과 과식을 없애버리면,
병은 차차 낫게 되는 법입니다.

　　간장병, 신장병, 당뇨병,… 이 밖의 여러 증례(症例)를 들 필
요도 없이, 냉을 다스려 병을 고친 실례가 많습니다. 다시 말하지만
냉은 반신욕으로 치료할 수가 있습니다.

　　반신욕을 할 경우, 팔을 밖으로 내놓고, 명치 아래부분을 물
에 담그는 것인데, 욕조의 물이 많을 때는 작은 의자(대중탕에서 쓰
는 작고 둥근 것)를 물 속에 넣고 그 위에 앉으면 됩니다.

──○ 반신욕은 어깨결림이나 요통에도 좋다

　　반신욕이 어깨결림을 해소시키는 데 왜 효과가 있을까요.

　　우선, 하반신을 따뜻하게 해줌으로써 전신의 혈액순환을 좋
게 해줍니다. 그리고 오랫동안 몸을 따뜻하게 해줌으로써 근육의
긴장이 풀립니다. 그래서 어깨결림만이 아니라, 요통에도 효과가 있
습니다.

　　입욕방법은 오랫동안 물 속에 있어도 좋으며, 자주 들락거려
도 좋습니다. 가끔 찬 물을 뒤집어써도 상관없습니다. 자신이 가장
평안하고, 기분 좋게 되는 방법으로 하면 되는 것입니다.

　　특히, 요통이 있는 사람은 올바른 입욕법을 지키지 않으면,
역효과가 생길 수도 있으므로 주의해야 합니다. 우선, 욕실과 방의
온도차를 좁힙니다. 갑작스러운 온도 변화는 허리에 좋지 않습니다.

또, 입욕중에 잊어서는 안될 것은, 물 속에 있을 때에는 부력이 작용한다는 점입니다. 몸이 가벼워졌다고 해서 함부로 움직였다가는 허리디스크를 얻을 수도 있습니다.

그러므로 어깨결림을 해소시키는 반신욕처럼, 욕조 속에서 무리하게 몸을 움직이는 동작도 하지 말고, 자세도 정좌를 할 필요가 없습니다. 요통이 있을 때는, 욕조 안에서 등을 구부리고 두 발을 안는 자세가 적합합니다.

특히, 욕조에서 나올 때 주의해야 합니다. 물 속에 있을 때처럼 몸을 무리하게 움직이는 것은 위험한 일입니다. 또 비눗물에 미끄러지지 않으려고 지나치게 조심하다가 오히려 부자연한 자세가 되어 허리디스크가 생기는 일도 적지 않습니다.

목욕이 끝나면 누워서 쉬는 것이 좋습니다. 상쾌한 기분이 되었다고 어슬렁 어슬렁 걸어다니는 것은 삼가야 합니다. 목욕을 하고 나면 허리가 유연해져서 불안정한 상태가 되기 때문입니다. 이러한 상태에서 불필요한 운동을 하여 허리에 부담을 주어서는 안됩니다.

◦ 치질에도 효험이 있는 반신욕

치질하면 항문이 찢어져 욱신 욱신 아픈 열치(裂痔)를 제일 먼저 머리에 떠올리는 사람이 있을지 모르지만, 치질 중에서 가장 많은 질환은 항문 부근에 사마귀 같은 것이 생기는 치핵(痔核)입니다.

치질의 거의 90%가 치핵이니까, 치질을 앓고 있는 사람은 우선 자신의 병이 치핵이라고 생각해도 좋을 것입니다.

치핵은 직장(直腸)의 하부에서 항문으로 이어지는 점막 아래를 통과하는 정맥이 혹처럼 부풀어 올라, 정맥류(靜脈瘤)가 된 상태를 말합니다. 이 혹을 의학명으로 치핵이라 부르는데, 보통 수치질이라고 부릅니다.

이 정맥류는 마침내 배변작용에 의해 점막과 함께 항문 밖으로 밀려 나옵니다. 수치질은 보통 사춘기 나이 때부터 생기기 시작하는데, 40~50세가 되면 정도의 차이는 있지만, 거의 모두가 치질 증세를 보이게 됩니다. 다만, 수치질 증세가 있어도 별로 고통을 느끼지 않으면 별문제는 없습니다.

출혈 정도는 괜찮은 편이지만 치핵이 배변시에 항문 밖으로 밀려 나와 몹시 아프거나, 변이 잘 나오지 않아 애를 먹는다든가, 또는 밀려 나온 치핵이 제자리에 들어가지 않고 그 부분에 궤양(피부나 점막의 일부가 손상된 상태)이 생기는 등 증상이 악화되면 일상 생활에 지장을 받게 됩니다.

또, '감돈치(嵌頓痔)'로 발전하여, 크게 부풀어 올라 진땀을 흘리며 괴로워할 정도로 아픈 경우도 있습니다. 이렇게 되면 제대로 걸을 수도 없게 됩니다.

수치질은 사람에게 있어서 숙명적인 질환이라고도 할 수 있습니다. 그러나 이상하게도 네 발로 걷는 짐승들에게는 치핵이 생기지 않습니다.

치질은 항문 부근의 혈관구조와 복압(腹壓)작용과 관계가 있습니다. 항문에는 정맥이 그물코처럼 뻗어 있는데, 이 정맥에는 피가 거꾸로 흐르는 것을 막아 주는 정맥변(靜脈弁)이란게 없습니다. 그 때문에 피가 고이기 쉽고, 거기에다가 배변시에는 복압이 걸려, 혈류가 더욱 나빠져 정맥이 부풀어 오르게 됩니다. 그리고 그 부분에 피가 고여 혈전(피의 덩어리)이 되고, 그것이 혈관을 메워 정맥류, 즉 치핵을 만드는 것입니다.

특히 변비증세가 있는 사람이나 임부(姙婦), 운동선수 등 복압이 크게 걸리는 사람은 수치질에 걸리기가 쉽습니다.

○ 우선 치질통증을 멎게 해준다

치핵이 있으면, 그것이 항문 밖을 나왔다 들어갔다 하는 사이에 세균에 감염되어, 크게 부풀어 올라 쉽사리 항문 안으로 들어가지 못하는 일이 있습니다. 이렇게 되면, 심한 통증과 함께 배변이나 보행이 고통스럽게 됩니다. 앞에서 말한 감돈치핵이 바로 이것인데, 설사를 하고 난 직후에 발생률이 높습니다.

이 때, 부풀어 오르게 한 것이 정맥을 막고 있는 혈전인데, 이 혈류의 장해물인 혈전을 없애든가, 아니면 혈관의 우회로를 만들어 혈액이 다른 곳으로 흐르게 하면 됩니다. 2~3일이 지나면 그토록 부풀었던 감돈치핵도 가라앉게 되는데, 그 이유는 우회로가 생겨 부풀어 올랐던 것이 작아지기 때문입니다.

그렇다면, 빨리 우회로를 만들어 내는 방법을 강구해야 할 것입니다. 부풀어 오른 치핵 속의 피를 다른 곳으로 흐르게 하려면, 그 주위를 따뜻하게 하여 피가 부드럽게 흐르도록 하면 되는 것입니다.

예로부터, 치질통에는 허리까지 차오른 더운 물에 몸을 담그는 요탕(腰湯)이나, 엉덩이만을 담그는 좌욕(座浴)이 좋다고 했습니다. 사실, 욕조에 들어가 항문을 따뜻하게 해주면 통증이 가라앉습니다. 또 항문의 위생적 측면에서라도 자주 목욕을 하는 것이 좋습니다.

이처럼, 수치질의 심한 통증을 가시게 하고, 치핵을 없애 주며, 또 항문을 깨끗하게 하기 위해서는 하루에 여러 차례, 특히 배변 후에는 반드시 목욕을 하는 것이 바람직합니다. 특히 하반신만을 담그는 입욕법은 아무리 오랫동안 물 속에 있어도 상관없고, 항문 주변도 따뜻해져 대단히 효과적입니다.

반신욕은 심장에 미치는 부담이 적어, 혈압을 걱정하는 중년 이후의 사람에게는 권할 만한 입욕법이라고 하겠습니다.

몹시 통증을 느끼는 사람은 약간 미지근한 물이 좋으며 가급적 천천히 느긋히 목욕하는 것이 효과적입니다. 물론, 아픔이 가실 때까지 말입니다.

● 더 이상의 악화를 막아준다

입욕 후에는 치질치료에 쓰이는 연고를 발라도 좋고, 아픔을 멎게 하는 좌약을 넣어도 좋습니다. 그리고 푹 안정을 취합니다. 그런데 배변을 하면 심한 통증을 느낀다 해서 용변을 보지 않는 사람이 있는데 참으면 더 변이 굳어져 배변이 어려워지므로, 가급적 일정한 시간에 배변을 하도록 해야 합니다.

어쨌든, 치질치료의 특효약은 뭐니 뭐니 해도 목욕이 제일 좋습니다. 병원에서도 치질수술을 하고 난 환자에게 잦은 목욕을 권합니다. 또, 더운 물로 환부를 잘 씻으면, 환부가 청결해져서 정맥류에 새로운 감염을 막아주어 더 이상의 악화를 방지해 줍니다.

또, 부푼 것이 가라앉은 뒤에도, 배변 후 규칙적으로 엉덩이를 씻는 것이 좋습니다. 온수를 뿜어 내는 장치를 변기에 시설하는 것도 한 방법이지만, 엉덩이가 들어갈 만한 크기의 그릇에 미지근한 물을 담아 탈지면으로 가볍게 닦는 방법도 있습니다. 닦고 난 다음 손으로 엉덩이에 물을 끼얹으면 혈행에도 도움이 됩니다.

그런데 치질로 인해 항문 주위에 농양이 생기는 일이 있습니다. 이럴 경우는 목욕물을 덥게 해서는 안됩니다.

목욕에 좋은 것은 치핵과 열치인데, 치루(痔漏)는 좋지 않습니다. 엉덩이가 아프면, 먼저 항문과 의사에게 진찰을 받아야 합니다.

○ 냉과 부인병은 동질의 병이다

생리불순, 생리통, 갱년기 장해 등 부인병 가운데에는 원인이 확실치 않은 것이 많습니다. 부인병은 한마디로, 여러 가지의 원인들이 복합적으로 얽힌, 여자만이 갖는 특별한 병이라고 하겠습니다.

예를 들어 생리통의 경우, 생리가 있는 여자 모두가 냉으로 시달리는 것은 아닙니다. 물론, 건강한 사람도 생리가 시작되면, 아랫배에 가벼운 통증을 느끼는 일이 있습니다.

그러나 어떤 사람은 생리시에 심한 고통으로 누워 있거나 진통제를 먹는 사람이 있습니다. 그것도 증세가 가벼운 사람은 하루 이틀로 끝나지만, 생리중이나 생리 후에도 며칠씩 통증이 계속되는 사람도 있습니다.

생리통이 심할 경우, 자궁내막증(자궁 내막의 조직이 이상하게 증식하는 병)이라든가, 자궁근종(자궁의 근육층에 생기는 양성 종양) 같은 병이 발병하는 일도 있지만, 대부분 자궁 자체에는 이상이 없습니다.

이처럼 생리통이 심한 사람이나 부인병으로 고생하는 사람을 조사해 보면, 대부분 냉증으로 고생하고 있음을 알게 됩니다.

냉증이 있는 사람은 스스로도 몸이 차다는 것을 느끼는데, 그 느낌에 있어서도 손발이 차다, 허리가 차다 등 차가운 부위와 차기의 차이가 있습니다. 또, 손끝이나 발끝의 냉은 제3자가 만져 봐도 차다는 것을 확실히 느낄 수 있습니다.

냉은 혈액순환이 나빠 혈액이 고여 울혈을 일으키거나 혈액이 부족할 때, 그 부분이 차게 느껴지는 현상입니다. 냉증의 원인 중 하나는 성호르몬의 분비 이상에서 오는 자율신경(의지와는 무관하게 혈관이나 내장을 지배하는 신경)의 실조(失調)라고 생각됩니다.

그 영향을 받아, 혈관이 정상적으로 수축되거나 확장되지 못해, 골반이나 복부 내부에 혈액이 고이고, 손끝이나 발끝, 허리쪽의 혈액이 감소되어 차지는 것입니다. 즉, 어딘가가 차게 느껴질 경우는 어디에 혈액이 고여 있다는 것인데, 그 부분에도 지장을 주게 됩니다. 특히 골반 안에는 혈액이 고이기 쉽고, 그 때문에 자궁이나 난소의 활동이 약화되어 여러 가지의 불쾌증상이 나타나는 것입니다.

냉증과 부인병은 똑같은 것이라고 해도 좋을 것입니다. 부인병의 치료가 냉증의 치료와 공통점이 많다는 것도 바로 이 때문입니다.

◦ 혈액순환이 좋아지면 부인병은 완치된다

부인병이나 냉증을 없애기 위해서는 무엇보다도 혈액순환을 좋게 하는 것이 제일입니다. 특히 골반 안에 혈액이 부드럽게 흐르는 것이 중요합니다. 가장 효과적인 방법이 반신욕입니다.

명치아래 부분을 물에 담그고 20~30분동안 충분히 몸을 덥게 해줍니다. 겨울철에는 30분 이상 물 속에 있는 것이 좋습니다. 약간 미지근한 물 속에 들어가 차분히 몸을 덥게 해주는 것입니다.

이 방법이라면, 장시간 동안 물 속에 들어가 있을 수 있습니다. 그렇게 하여 몸이 더워지면 욕조 밖으로 나와 찬 물을 끼얹어 몸을 식히고 난 다음, 다시 욕조로 들어갑니다.

물에 적신 수건을 몸에 둘러도 좋습니다. 몸이 그다지 덥지 않은 상태라도 욕조 밖에 나와 몸을 식힌 후 다시 욕조에 들어가면, 혈행이 촉진되어 효과가 좋습니다

반신욕을 하면, 특히 하반신의 혈행이 왕성해져서 골반 속의 울혈이 없어집니다. 그 결과, 자궁이나 난소 등의 기능이 좋아져 생리통이나 생리불순, 갱년기의 여러 불쾌증상이 없어집니다. 특히 자궁근종의 원인으로 일어나는 심한 생리통의 경감에 효과가 있습니다.

또, 방광이나 직장도 골반 안의 장기로서, 이것들의 활동이 활발해져서 방광염 치료에 도움이 됩니다.

어쨌든 반신욕은 생리통 해소에 효과가 있습니다. 생리를 할 때는 배란과 더불어 자궁이 수축하는데, 생리통이 심한 사람은 건강한 사람에 비해 이 수축이 2~3배나 강합니다. 그러나 반신욕으로 따뜻하게 해주면 자궁의 혈행이 좋아져 수축이 약화되고 통증도 가라앉습니다.

지난날에는 생리시에 목욕을 하지 않는 것이 좋다고 했지만, 지금은 반대로 목욕을 권하고 있습니다.

◦ 감기치료에는 반신욕이 제일 좋다

감기는 냉의 원인으로 발생하는 전형적인 병입니다.

냉으로 생긴 병독을 몸 밖으로 내보내기 위해 나타나는 현상이 감기의 증상입니다. 따라서 감기를 무리하게 억제해서는 안됩니다. 기침을 한다, 콧물이 나온다, 가래가 나온다, 열이 난다,… 이것들은 모두 병독을 바깥으로 내보내려는 몸의 자연치유력의 활동인 것입니다.

그러므로 각기의 증상을 억제하려고 할 것이 아니라, 병의 뿌리인 냉을 없애면 감기는 자연히 낫게 됩니다. 그러기 위해서는 반신욕이 제일 좋습니다.

감기에 걸린 환자에게, 목욕을 하라고 하면, '괜찮을까요'하고 의아해하는 사람이 많습니다. 감기에 걸리면 목욕을 해서는 안된다는 그릇된 상식이 예로부터 전해져 내려 왔기 때문입니다.

사실 뜨거운 물에 몸의 표면만을 덥게 했다가 나중에 한기를 느끼는 전신욕은 감기의 대적(大敵)이라고 할 수 있습니다. 특히, 열

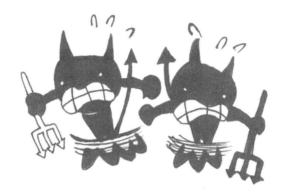

이 39도 이상일 때, 전신욕을 하는 것은 자살행위와 같습니다.

그러나 미지근한 물에 느긋이 잠겨, 몸을 속으로부터 덥게 하는 반신욕은 감기를 치유하는 근본적인 치료법이며, 또 극히 효과적인 예방법이기도 합니다.

그런데 뜨거운 물에 들어가지 않으면 감기가 낫지 않는다는 사람이 있는데, 이것은 그릇된 생각입니다. '강한 불'에 급히 구운 생선 토막은, 겉만 까맣게 타고 속은 구워지지 않습니다. 이와 마찬가지로, 목욕물이 뜨거우면 피부 표면에 방호막이 생겨 피부의 겉만 뜨거워질 뿐 몸 속은 차가운 채로 그대로 있기 마련입니다. 까마귀목욕을 하면 피부만이 뜨거워질 뿐, 곧 한기를 느끼게 됩니다. 그러나 반신욕은 정반대로 서서히 몸 속 중심부로부터 더워지기 때문에 감기에는 크게 효험이 있다는 것입니다.

● 설사나 복통은 족탕만으로도 효험이 있다

목욕을 할 수 없을 경우에는, 발을 더운 물에 담그면 설사나 복통에 좋습니다.

족탕(足湯 : 발을 더운 물에 담그는 것)이란 이름 그대로 발을 더운 물에 담그는 방법입니다. 큰 대야나 용기에 미지근한 물을 적당히 채워 두 발을 그 물 속에 담그는 것입니다. 이 때 상반신의 옷을 되도록 얇게 입습니다. 물이 식으면 뜨거운 물을 조금씩 붓습니다. 20분 정도 계속하면, 온몸이 후끈후끈해져서 기분이 좋아집니다.

냉이 심할 때, 설사, 복통, 두통, 생리통 등 몸의 상태가 나쁠 때는 목욕 때까지 기다리지 말고, 우선 족탕부터 시작하는 것입니다.

또, 몸에 상처가 있어 아무래도 목욕이 걱정되는 사람은 이 방법으로 냉을 없앨 수 있습니다.

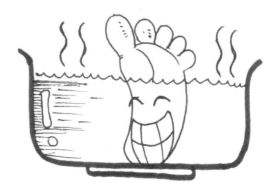

제 2 장

체험에 의한 반신욕의 효능

반신욕의 효능은 이렇다

○ 반신욕은 몸 속의 독소를 밖으로 내몬다

치료요법의 근본이 반신욕입니다. 욕조에 미지근한 물을 적당히 넣고, 가슴 아래까지 잠기게 한 다음 30분 동안 그대로 물 속에 앉아 있습니다. 그리고 나서 욕조에서 충분히 땀을 뺀 다음 나옵니다. 이런 식으로 매일 거르지 않고 반신욕을 계속합니다. 목욕을 마친 후에는 피부의 물기가 곧 마르기 때문에 보습성(補濕性)이 있는 크림이나 로션을 온몸에 바릅니다.

땀을 흠뻑 흘리면 새로운 에너지가 몸 속을 순환한다는 느낌을 갖게 됩니다. 반신욕을 할 때 어깨는 절대로 물 속에 담궈서는 안되고, 팔도 물 밖으로 내놓아야 합니다. 그래도 온몸은 따뜻해집니다. 어깨 아래까지 물 속에 잠그고 있으면, 몸 속에 쌓여 있던 독소가 서서히 몸 밖으로 빠져나갑니다.

우선, 습진의 경우 가려움증이 전과는 달리 몸 속에서 가려운듯하고, 긁으면 노란물이 나옵니다. 또, 천식의 발작도 완화되고, 숨이 막힐 듯한 증세도 없어질 뿐만 아니라, 전에 없었던 기침과 가래가 나옵니다. 습진의 노란 물도, 기관지에서 나오는 가래도 몸 안의 독소이므로 계속 내뱉는 것이 좋습니다. 몸에서 독소가 빠져나가니까 몸이 깨끗해졌다는 생각을 하게 됩니다.

반신욕 이외의 섭생요법으로서는 양말을 두껍게 껴신으며, 음식물에 주의를 해야 합니다.

● 피부병은 잘 씻고 잘 긁어 준다

아토피성 피부염은 주로 폐와 간의 병독이 밖으로 나가려고 하는 과정에서 생기는 증상입니다. 그 병독을 피부쪽으로 내보냄으로써 궁극적으로 내장을 지키게 되는 것입니다.

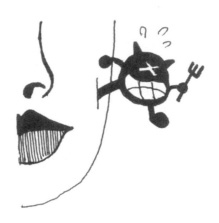

아토피성 피부염만이 아니라 피부병의 모든 증상이, 내장의 독을 밖으로 내보내려고 하기 때문에 발생하는 현상이므로, 그 출구(피부)에 약을 발라 막아버려서는 안된다는 것입니다.

피부과 의사는 거의 대부분 씻으면 안된다, 긁으면 안된다고 말하지만, 반대로 목욕탕에 들어가 잘 씻으며, 가려운 곳을 긁으라고 권하고 싶습니다.

가렵다는 것은, 한마디로 독이 몸 밖으로 나가려고 하는데 출구가 좁으니 긁어서 넓혀 달라는 신호인 것입니다.

피가 나거나 진물러 있어도, 깨끗이 씻고 적당히 긁는 것이 좋습니다. 그리고 약은 바르지 않도록 합니다.

잘 씻고, 잘 긁고, 약은 바르지 않는 동시에, 계속 독이 생기지 않도록 냉이나 과식에 주의하면 피부병은 반드시 낫습니다.

〈체험사례〉 류머티즘

> 오랫동안 고생하던 류머티스가 반신욕으로 고쳐지고 손가락의 변형도 더 이상 진행되지 않았습니다.
>
> 《어느 주부의 체험담(62세)》

내 병은 심장까지 멎는 듯한 통증(욱신 욱신 쑤시는 아픔)이 손가락 끝을 엄습해오는 류머티스질환의 환자입니다. 이 아픔은 30년 전부터 시작되었습니다. 당시 나는 여학교선생이었는데, 물건조차 제대로 손에 쥐지 못해, 흑판에 글씨를 쓸 때에는 분필을 손가락에다 밴드로 묶지 않으면 안될 정도였습니다. 통증을 덜기 위해 병원에서 진통제 주사를 맞아봐도 기껏 30분 정도 밖에 효험이 없었습니다. 아픔이 시작될 때는 눈물을 흘리며 입술을 깨물면서 아픔을 견뎌냈습니다.

이럴즈음 모 의학박사의 '마음과 육체의 건강독크'라는 강좌 기사를 신문에서 발견했습니다. 급할 때는 지푸라기라도 잡는다는 심정으로 나는 그 강좌에 참석하기로 했습니다.

그 선생님의 말씀은 약도 주사도 필요없으며, 오직 필요한 것은 반드시 낫는다는 신념만이라는 것이었습니다. 그리고는 그같은 의지를 얼마만큼 갖느냐가 문제라는 것이었습니다. 또, '자신의 삶과 병을 모두 자신의 노력으로 해결해야 된다'는 것입니다. 왜냐하면, 그것은 스스로 자기가 만든 병이기 때문에 자기책임하에 고쳐야 한다는 논리입니다. 극단적으로 병은 자신이 키워오고 가꾸어 놓은 결과라고 선생님은 말씀하셨습니다.

그 말을 냉정하게 되새겨 보고, 정말 그 말이 진리라는 생각이 들었습니다. 그리고 자신의 삶의 방법을 바꾸고, 그것을 겸허하게 받아들이는 그릇을 준비하지 않으면 병은 결코 낫지 않는다는 확신을 가지게 된 것입니다.

◦ 내가 살아온 30년은 과연 무엇이었나

그 뒤, S선생을 개별적으로 만나 여러 가지의 지도를 받았습니다.

그의 가르침을 실행함으로써, 손가락의 아픔도 차차 가벼워지기 시작했습니다. 또, 손가락 끝이 구부러져 아무리 손가락을 가지런히 펴려고 해도 손가락 사이에 공간이 생겼는데, 어느 사이엔가 손가락 사이가 밀착되기 시작했습니다.

이렇게 하여 3년이라는 세월이 흘러 구부러진 손가락이 바로 펴지고 아픔도 없어져, 지금은 완전히 정상으로 되돌아온 자신의 손가락을 보고, 그토록 긴 30년 동안 내가 무엇을 했는가 하고 후회하기에 이르렀습니다.

내가 매일 실행하고 있는 것은 실로 간단하고 분명한 행동입니다. 그것은 음식물을 위에 80%만 채우는, 과식하지 않는 일입니다. 또, 과일은 몸을 차게 해준다고 배웠음으로 그것을 절대로 먹지 않기로 했으며, 꼭 먹어야 할 때는 몸을 따뜻하게 해주는 작용의 간장을 쳐서 먹었습니다. 또, 생야채도 몸을 차게 해주기 때문에, 야채는 기름에 볶아서 먹었습니다.

둘째는 반신욕입니다. 목욕을 할 때는 가슴 위에 물이 닿지 않도록 조심하며, 미지근한 물에 40분 정도 들어가 있었습니다. 전에는 반신욕을 하는 동안 너무도 무료해서 책을 읽었지만, 안경에 습기가 차서 책읽는 것을 그만두었습니다. 그대신 최근에는 건강에 관한 잡지에서 소개된 경혈에 대한 지압을 하고 있습니다.

그리고 목욕을 하지 않는 날은 더운 물을 넣은 양동이 속에 발을 담그기로 했습니다. 물이 식으면 더운 물을 부어, 몸에서 땀이 날 때까지 계속했습니다.

그것이 끝나면 바로 양말을 신습니다. 다섯발가락모습을 한 면양말, 명주양말, 면양말, 목이 짧은 두터운 양말, 털실로 만든 목이 긴 양말순으로 여섯 켤레를 껴신는 것이 기본입니다. 아래 속옷도 이와 비슷하게 몇 겹씩 껴입습니다. 단, 웃옷은 얇게 입습니다.

반신욕을 한 후, 욕실을 나와도 한 시간 반 동안 몸이 후끈후끈 덥습니다. 전에는 욕실에서 나오면 바로 몸이 식어 곧장 옷을 입고 이불 속으로 들어갔는데, 이제는 그런 일이 없어졌습니다. 그뿐만이 아니라, 손가락이 붓고 아파서 잠을 잘 수 없었지만 그런 일까지도 없어졌습니다. 과거에는 자주 감기도 앓았지만, 지금은 감기에 걸리는 일도 없습니다.

⊸ 우선 실행해 보는 것이 병을 고치는 첫째 조건이다

식사와 목욕, 의복 등과 같이 간단한 것도 제대로 지키지 못하는 사람이 많습니다. 그러나 나는 지긋지긋한 고통만 없어진다면 하는 일념으로 실행에 들어갔습니다. 이제, 오랜 세월을 되돌아 보며 귀중한 경험을 했다고 자부해 봅니다.

그리고 지금도 일주일에 한 번씩 S선생의 병원을 찾습니다. 때때로 진찰실 대기실에서 환자들의 불만섞인 넋두리를 듣곤 합니다. '바보처럼 양말을 여섯 겹이나 껴신다니, 그렇게 하고서는 외출은 고사하고 발에 맞는 신발도 없고…, 거기에다 목욕도 명치아래까지라니……'하는 말을 들을 때마다 이 사람들은 진짜 병의 고통을 경험하지 못했구나 하는 생각을 해봅니다.

우선 실행해 보는 겸손이 병을 고치는 첫째 조건이라고 하겠습니다.

의학적 견해

관절염도 반신욕으로 고칠 수 있다.

류머티즘은 서양의학에서도 아직 그 원인을 완전히 해명해 내지 못해, 근본적인 치료법조차도 찾지 못하고 있습니다.

류머티즘은 냉에 의한 병독이 심장과 소장에 쌓여 있을 때에 일어나는 병입니다. 따라서 반신욕으로 냉을 제거하면 가볍게 나을 수 있습니다.

환자 중에는 극단적으로 손가락이 변형된 사람도 있습니다. 그런 사람도 매일 반신욕을 계속하는 동안, 손가락이 굳어지는 현상과 관절통 및 손가락의 변형도 나았습니다. 냉이 없어져 온몸의 혈행이 좋아졌기 때문입니다.

〈체험사례〉 **고혈압**

> 높았던 혈압이 반신욕으로 내려가 강압제가 필요없게 되었다.
>
> 《어느 할머니의 체험담(주부 64세)》

○ 체중이 반년 사이에 12킬로나 줄었다

재작년 4월의 일이다. 아침에 잠자리에서 일어났더니, 현기증이 나고 구역질이 나 아들에게 업혀 병원으로 갔습니다.

CT촬영 등 검사를 했더니, 가벼운 뇌혈전으로 진단되었으며 증상이 호전되어 10일만에 퇴원했습니다. 원래 혈압이 높은 편이어서, 보통 때도 최대혈압이 160~170 정도였지만, 쓰러졌을 당시에는 205였습니다.

그래서 혈압이 늘 마음에 걸려, S선생의 치료를 받아 왔는데, 선생님께서 하시는 말씀이 반신욕을 꼭 해보라는 권고의 말씀이 계셨습니다. 그리고는 다음의 4가지 사항을 당부하셨습니다.

① 목욕은 반신욕으로 바꾸되, 미지근한 물에 땀이 날 때까지 들어가 있을 것, ② 먹는 것은 위의 70%만 채울 것, ③ 그리고 되도록 몸을 따뜻하게 해주는 음식만을 먹을 것, ④ 땀흘려 일하라는 생활상의 주의였습니다. 그래서 저는 선생님의 말씀을 그대로 따르기로 했습니다.

그러자, 반년이 지났을 무렵 혈압이 내려가 최고 140, 최하 80 정도로 안정되었습니다. 전에는 혈압이 금방 올라가고, 일단 올라가면 여간해서는 내려가지 않는 상태였는데 정말 믿기지 않는 일이었습니다.

그 후 2년 가까이 지난 지금, 혈관확장제와 같은 혈압 약도 먹지 않으며, 남은 약은 전부 버렸습니다. 또, 체중도 처음 반년 사이에 12킬로그램이나 감소한 데에 놀라지 않을 수 없었습니다. 지난날에는 체중이 67~8킬로그램이었으니, 좀 뚱뚱한 편이라고 하겠습니다.

그 뒤로는 줄곧 체중이 변하지 않고 살도 찌지 않았습니다. 60세 나이에 배에 기름이 없어진 것은 참으로 기쁜 일이지만, 좀더 빨리 시작하여 젊었을 때 이같이 날씬한 몸을 가졌더라면 하는 아쉬움도 있습니다.

∘ 두통과 어깨결림증도 나았다

　　내가 가장 놀라워하는 것은 반신욕의 효능입니다. 작년에 발목을 접질렀을 때, 보통 같으면 차게 해야 한다는 상식을 믿고 목욕을 하지 않으려고 생각했는데, 선생님께서 혈행을 좋게 해야 빨리 낫는다는 말씀을 듣고 욕조로 들어가 반신욕을 해보았습니다. 그러자 그날 밤부터 통증이 가시고, 한 달만에 부기도 사라져 완전히 나았습니다.

　　또, 나는 감기로 열이 있을 때도 반신욕을 합니다. 37~8도 정도의 열은 목욕을 하면 곧 내려갑니다.

　　또한, 발의 혈행을 좋게 하면 전신의 혈행도 좋아져 두통과 어깨결림도 없어졌습니다.

　　내가 즐겨하는 목욕방법은 40도 이하의 미지근한 물에서 하는 반신욕입니다. 욕조의 물이 많을 때는 낮은 의자를 깔고 앉으면 알맞게 됩니다. 또, 두 팔을 물 속에 넣지 않는 것이 좋다고 해서 팔을 욕조의 양턱에 올려 놓습니다.

　　반신욕의 경우 30분 정도 지나면 몸에서 서서히 땀이 나옵니다. 이렇게 되면 욕조 밖으로 나와, 물로 몸을 씻습니다. 잠시 후 다시 욕조에 들어가 몸을 서서히 뜨겁게 하면, 온몸이 후끈 후끈하고 땀이 얼굴, 어깨, 가슴 부위에서 흘러나와 기분이 좋아집니다. 잠시 그대로 욕조 안에 있다가 나옵니다. 땀이 흐를 때까지는 절대로 욕조밖에 나오지 않습니다.

이렇게 하여 욕실을 나오면 몸이 후끈 후끈해져서 계속 기분이 좋습니다. 우선 발이 식지 않도록 얇은 양말을 대여섯 켤레 껴신고, 다음에 속옷을 입고, 땀이 걷히면 웃옷을 입습니다.

나의 경우는 물에 입욕제를 넣습니다. 솔잎기름으로 만든 것입니다. 이것을 넣으면 피부 호흡이 활발해지고, 몸 안의 독소를 밖으로 내보내는 작용이 왕성해집니다. 또, 보온성도 뛰어나 목욕 후의 한기는 걱정이 없습니다.

이 방법 외에, 나는 몸의 상태가 나쁘거나 발목관절을 접질렀을 때는 집중적으로 족탕을 합니다.

기분좋을 정도의 더운 물을 세수대야에 채우고, 거기에 발을 담그고 30분 정도 족욕을 합니다. 물이 식으면 더운 물을 조금씩 붓습니다. 이렇게만 해도 온몸이 후끈 후끈해지니 참으로 이상한 일이 아닐 수 없습니다.

지금은 몸의 상태가 아주 좋아져, 반신욕을 알게 된 것을 참으로 다행한 일이라고 생각합니다.

의학적 견해

고혈압 체질의 사람에게도 적극적으로 권한다

반신욕은 고혈압의 사람에게도 좋습니다. 반신욕으로 몸의 냉을 없애면 혈압은 자연히 내려갑니다.

또, 반신욕으로 전신의 혈액순환이 좋아지면 마땅히 아픔이나 결림증도 없어집니다.

〈체험사례〉 *저혈압·어지럼증세*

반신욕으로 저혈압으로 인한 어지럼증이 없어지고, 비만도 개선되었습니다.

〈어느 전직 간호원의 체험담(39세)〉

◦혈압이 정상적으로 올라갔다

나는 허약한 체질 때문인지 어려서부터 병약했으며, 초등학교 2학년 때는 장이 나빠 두 달 동안이나 학교를 쉰 적도 있습니다. 체력에도 자신이 없고, 특히 학생시절에는 밤샘을 하면 사흘 정도 후유증에 시달리곤 했습니다. 언제나 몸이 나른한 편이었습니다.

제가 간호원이 되고 나서부터 현기증이 너무 심해, 한 번은 혈압을 재어 보았더니 높은 쪽이 80 이하였습니다. 그래서인지 쉬 피로를 느꼈으며, 아침에는 도저히 일어나지 못하고, 밥도 제대로 먹지 못해 언제나 얼굴은 파리했습니다.

그런데 3년전 부터 반신욕을 시작함과 아울러 생활상으로도 여러 가지 주의를 기울이는 동안에, 어느 틈엔가 건강상태가 아주 좋아졌습니다. 거기에다 혈압도 보통 사람 정도로 회복되어 갔습니다.

지금은 혈압이 높은 쪽이 90 이상이고, 어지러움증이나 구토 증세도 없어졌습니다.

　　또, 예상 이외로 체력도 붙은 것 같습니다. 작년에 어머니의 입원 때문에, 하루의 수면시간이 고작 2~3시간 정도였지만 그같은 불규칙한 생활 속에서도 쓰러지지 않고 버틸 수가 있었습니다. 몸이 약했던 시절의 나를 알고 있는 주위 사람들은 내가 쓰러지지나 않을까하고 조마조마해 하다가, 별탈없이 병간호를 계속하는 것을 보고 나서 크게 놀랐다는 것입니다.

ㅇ반신욕을 하면 체중도 준다

　　반신욕을 시작하여 효험을 본 첫째 효과는 발의 냉이 없어진 일입니다. 발이 시려 잠을 못이루는 밤이 많았는데, 반신욕을 하고 나서부터는 몸이 후끈 후끈해져서 기분좋게 잠들게 되었습니다.

　　반신욕을 하면 욕조 밖에 나와서도 30분 정도는 땀이 흘렀으며, 상반신은 벌거숭이로 있어야 할 만큼 몸이 더웠습니다. 그리고 나서도, 약 두 시간 후까지도 몸 속이 덥다는 것을 실감했습니다.

　　반신욕의 또 하나의 효과는 체중이 줄고 거기에다 몸이 매우 단단해졌다는 점입니다. 나는 원래 물렁 체질에 속하는, 뚱뚱한 체형입니다. 그런데 그것이 반년 사이에 5킬로 정도 체중이 줄고 지금은 뚱뚱하다는 느낌이 전혀

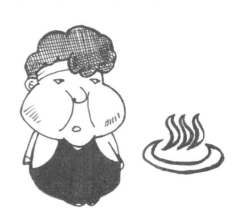

없습니다.

　반신욕으로 내장까지 따뜻해지면, 몸 속의 노폐물이나 불필요한 수분이 땀으로 전부 나가버리는 지도 모릅니다.

의학적 견해

반신욕으로 저혈압의 불쾌증상이 없어진다

　소화기가 나쁜 사람은 대체적으로 저혈압입니다. 중년 이상의 사람이 동맥경화가 진행되면 최저혈압은 높아지고, 최고혈압은 낮아져 최고혈압과 최저혈압의 차(맥압이라고 한다)는 줄어듭니다.

　냉과 과식으로 인하여 소화기능이 나빠지고, 소화기능이 나빠지면 더 먹게 되므로 다시 증상이 악화되는 악순환에 빠지게 됩니다.

　그러나 계속되는 반신욕으로 냉이 없어지고 과식을 하지 않은 결과, 소화기의 상태가 좋아지며 저혈압에 의한 어지러움이나 구토증상도 없어집니다. 소화기가 좋아지면, 식욕도 정상으로 되돌아가 감식(減食)효과가 나타나 몸이 날씬해지는 것입니다.

〈체험사례〉　**무릎의 통증**

　오래 계속된 무릎의 통증이 반신욕으로 가벼워져 걸을 수 있게 되었습니다.

〈어느 할머니의 체험담(73세)〉

○ 걸을 수 없게 되면 세상은 '끝장'

허리나 무릎의 통증은 보행에 큰 영향을 줍니다. 사람이 마음대로 걷지 못하면, 그것은 '끝장'이나 다름없습니다. 이 아픔을 없애고, 자유롭게 걸으려면 어떻게 해야 하나….

나는 30년 동안 맛사지사로 일하면서 많은 환자들을 다루어 왔습니다. 그들 중에는 요통, 류머티즘 등으로 고생하는 사람이 상당히 많은 숫자를 차지하고 있었습니다.

어느 부인은 손가락이 모두 새끼손가락쪽으로 구부러지고, 관절은 어긋나 있었습니다. 또, 어떤 사람은 한쪽 무릎이 'ㄱ'자로 구부러져 있기도 했습니다.

그래서 나 자신의 건강을 위해 매일 산책을 하고 있었는데, 어느 날 갑자기 오른쪽 무릎쪽에 심한 진통을 느끼기 시작했습니다. 벌써 5년쯤 전의 일입니다.

그 뒤부터는 때때로 서 있기조차도 힘들 정도로 아팠습니다. 가장 곤란한 것은 한밤중에 무릎이 아파 잠시도 똑같은 자세로 누워 있을 수가 없었습니다. 오른쪽으로, 왼쪽으로, 똑바로… 이런식으로, 밤새도록 잠을 이루지 못하는 고통이 계속되었습니다. 이 때문에 요가 구겨져 아침에 일어나 보면 잠자리가 무색할 정도였습니다. 이런 고통스런 밤이 1년, 2년,… 한없이 계속되었습니다.

나는 이를 악물고 30분 정도 걷기도 하고, 잠시동안 앉아 보거나 책상다리를 해보기도 했습니다. 그러나 도저히 오래 앉아 있을 수도 없었으며, 책상다리를 하는 것조차도 힘들었습니다. 집안에 있을 때에는 거의 누워서 지내다시피 했습니다.

그래서 이같은 병을 어떻게 고칠 수 있을까 하고 밤낮으로 생각해 보았습니다. 저는 여러 가지의 방법을 시험도 해보고 분석도 해보았습니다. 그 결과, 환부를 덥게 해주는 온열요법이 통증을 경감시켜 주는 데 가장 효과적인 방법이라는 것을 알게 되었습니다.

∘ 반신욕을 시작해 보기로 했다

그러던 중 금년 1월 초의 일이였습니다. S선생을 만나 냉이 만들어 내는 병과 그것들을 치료하는 반신욕에 관한 이야기를 들을 기회가 있었습니다.

모든 병의 원인에는 냉과 과식이 관계되어 있으며 그것들이 혈액의 순환장해를 일으켜 병이 발생한다는 선생의 논리에는 설득력이 있었습니다.

저는 곧 그날부터 반신욕을 시작했습니다. 미지근한 물에 하반신을 20분에서 30분 정도 담그는 반신욕을 배운 그대로 정확하게 하루도 거르지 않고 계속 했습니다.

지루함을 없애려고 목욕탕 안에 젖어도 괜찮은 잡지나 책을 가지고 들어가 읽고 있으면, 20분 정도는 금방 지나갑니다. 심심하지도 않고, 뜨겁지도 않은 물 속이기 때문에 기분좋고, 재미있고, 쾌적한 데다가 몸에 이로운 목욕이니 참으로 일거양득이라고 할 수 있습니다.

우선 반신욕에 매력을 느낀 것은 매일 밤 취침 전에 하니까 잠이 잘 오고, 곤히 잠들 수 있다는 점입니다. 그뿐만이 아니라 다

음 날 아침 눈을 떴을 때, 너무도 상쾌하여 하루종일 몸의 컨디션
이 좋다는 것입니다.

반신욕을 시작한지 1개월 밖에 안되었지만 냉이 가벼워진듯
한 느낌을 갖게 되었습니다. 그 때문인지 지난 겨울에는 한 번도
감기에 걸리지 않았습니다.

의학적 견해

다리의 냉은 본격적인 병의 전조다

다리의 냉이 신체 여기 저기에 옮겨다니는 것은 혈관의 운동
신경 때문인데, 냉은 본격적인 병의 전구증상(前驅症狀)이라고도 할
수 있습니다. 그래서 여러 가지 검사를 해보아도 '이상'이 없었던
것입니다. 그러나 그것은 비록 검사치(檢查値)에는 나오지 않았지만
실제로는 이상이 줄곳 계속되고 있
었던 것입니다.

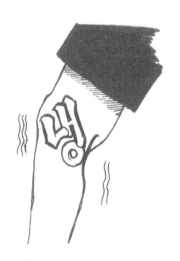

추위에 약한 까닭은 신장이
나쁘기 때문입니다. 그리고 과식으
로 위와 십이지장의 활동이 약화된
관계로 이명(耳鳴)도 있었을 것입니
다.

그런 일련의 증상은 모두 냉
과 과식 때문에 일어나는 현상임으
로, 계속적인 반신욕과 과식에 주의
하면 완전한 건강체가 될 것입니다.

〈체험사례〉 **독감 · 유행성 감기**

> 반신욕에 의해 39도의 신열이 다음 날 아침 정상으로 내려
> 갔다.
>
> 〈어느 주부의 체험담(48세)〉

○ 남편과 아들의 감기가 반신욕으로 치유되었다

어느 날 남편이 몸에 열이 있고, 몸이 나른하다고 말하면서 일찍 귀가했습니다. 체온을 재어 보았더니 열이 39도에 가깝고 콧물과 기침을 하는 것을 보니 감기에 걸린 듯합니다.

마침 그 무렵 저는 반신욕을 시작하여 겨우 궤도에 오른 참이었습니다. 특히 감기로 열이 40도 가까이 올라가도 반신욕을 하면 열이 내린다는 말을 기억해 냈습니다.

감기는 원래 약으로는 낫지 않고 증상만을 개선시킬 뿐, 근본적으로 체력보강에 의해 낫는다고, 저는 생각하고 있었습니다. 그래서 반신욕으로 몸을 덥게 해주고 안식을 취하면, 약을 먹는 것보다 효과가 있지 않을까 생각하여 남편에게 반신욕을 권했습니다.

경험적으로 작년 세밑에, 시험 때를 맞아 아들이 감기에 걸려 기침이 심하고 고통을 받고 있을 때, 반신욕을 시켰더니 효과가 있었던 것을 생각해 보았습니다.

아들의 경우, 3~4일 동안 몹시 기침을 계속하여 혹시나 같은 반 아이들에게 기침을 옮기면 어떡하나 하고 걱정하던 중에 시험삼

아 반신욕을 시켜 보았습니다. 38도 정도의 온수에 허리까지 몸을 잠기게 한 후, 계속 지켜 보았더니 아들의 이마에서는 땀이 솟아 나오고, 얼마 후에는 땀을 흠뻑 흘리기 시작했습니다. 반신욕을 시작한지 50분 후의 일이였습니다. 저는 아들이 목욕을 끝내고 욕실 밖으로 나오자 면양말, 명주양말, 털양말 등으로 겹겹이 발을 감싸주고 덥게 해주었습니다.

그리고는 아래 속옷을 껴입히고, 10분 후에 러닝셔츠를 입히고 그 위에 잠옷까지 덧입혔습니다. 그리고도 모잘라 탕파(湯婆)를 이불 속 발 밑에 넣어 주고, 한잠 자게 했습니다. 그런데 다음 날, 정말 신기하게도 아들의 기침은 멎고 감기도 떨어져 나갔습니다. 저는 그때 일을 생각하고, 남편에게 열이 있는데도 반신욕을 시도해 보기로 했던 것입니다.

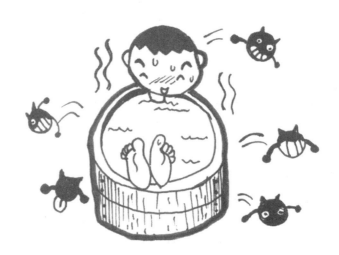

○ 남편은 반신욕을 시작한지 40분만에 땀으로 범벅이 되었다

우선 온도계로 물의 온도를 재어가면서, 38도의 물을 욕조에 마련했습니다. 남편은 러닝셔츠를 입은 채 가슴까지 차오르는 물 속으로 들어갔습니다. 몸에 열이 있어 온도감각이 없다고 말했지만, 잠시 후 땀이 솟아 나오기 시작했습니다.

그래서 셔츠를 벗게 하고 물을 39도로 뜨겁게 했더니, 40분이 지나자 땀이 비오듯이 몸에서 흘러내렸습니다. 남편이 욕조에서 나오자 역시 아들에게 한 것처럼, 양말을 겹겹이 신기게 한 다음 잠자리에 들도록 했습니다.

다음 날 아침, 남편의 체온은 36.6도로 내려가 있었습니다. 아직 몸이 완전히 회복되지 않았지만, 그날따라 바쁜 일이 있다고 하며 출근했다가 저녁에 퇴근한 시간이 밤 10경이었습니다. 그 때, 체온을 재어 보았더니 37.5도였습니다. 열은 그다지 없었지만 전날 밤처럼 반신욕을 하고 잠자리에 들게 했습니다.

다음 날 아침엔 36.6도였지만, 하루 동안 회사를 쉬기로 했습니다. 저녁에 다시 체온이 올라가 37.2도였지만, 역시 반신욕은 계속했습니다. 다음 다음 날은 아직도 몸은 정상이 아니었지만, 출근하여 회의에도 참석하고 밤늦게 귀가했습니다. 술을 마시면 반신욕에 나쁘지 않을까 걱정했지만, 맥주 한 병 정도 밖에 마시지 않았다고 해서 평소처럼 반신욕을 하고 취침하게 했습니다.

그러다가 엿새째가 되던 날 아침에는 완전히 정상으로 되돌아왔다고 하면서 활기차게 남편은 출근했습니다. 열은 물론, 기침이나 콧물도 멈추고 정말 완쾌된 느낌이었습니다. 보통 때라면 마땅히 누워 있어야 할 상태였지만, 각종 회의에도 참석하고 닷새만에 완전히 감기가 떨어져 나간 것은 역시 반신욕 덕분이라고 생각해 보았습니다.

⟨체험사례⟩ **피곤증 · 알레르기성 비염**

계속된 반신욕으로 눈도 피로하지 않고, 알레르기성 비염(鼻炎)도 좋아졌습니다.

⟨어느 가전제품조립공의 체험담(42세)⟩

○ 눈을 감고 싶은 피곤증

저는 근시로서, 오른쪽과 왼쪽 눈의 시력 차가 심한데다가 난시까지 겹쳐, 의사로부터 이래서는 눈이 매우 피로할텐데요라는 말을 들어 왔습니다.

실지로, 눈이 쉽게 피로해져서 퇴근하여 집에 돌아오면, 눈 앞이 가물거리고 아프기까지 하여 눈을 뜨고 있는 것조차도 괴로웠습니다. 정말 눈을 감고 살았으면 하는 심정이었습니다.

그런데 요즘은 별로 눈의 피로를 느끼지 않게 되었습니다. 그 까닭은 양말껴신기와 반신욕 덕분인듯합니다. 양말을 껴신게 된 까닭은 작업장이 너무 춥고, 특히 하반신이 춥기 때문이었습니다.

우선 발가락이 달린 면양말을 신고, 그 위에 얇은 양말 두 켤레, 도합 세 켤레의 양말을 껴신기로 했습니다. 그리고 약간 큰 구두를 신고 직장에 출근하였는데, 하반신이 아주 따뜻해져서 기분좋게 일을 할 수 있게 되었습니다.

그리고 양말을 겹겹이 껴신은 탓에 상반신도 따뜻해져서 내복을 두텁게 입지 않아도 되고 움직임도 가벼워졌습니다.

반신욕은 의도적으로 한 것이 아니라 결과적으로 그렇게 된 것입니다.

반신욕을 시작하게 된 것은 1년 전부터이고, 그 전에는 욕조 안에 들어가지 않고 샤워로 몸을 씻을 정도였습니다. 그러다가 반신욕을 하면서부터 느긋히 욕조 안에서 몸의 피로를 풀게 되었으며, 반신욕을 시작하고 나서부터는 눈의 피로도 점점 없어지고 기력도 되찾게 된 것입니다.

의학적 견해

눈의 피로도 냉 때문에 생긴다

눈동자의 피로는 흑내장(黑內障)의 가벼운 전구증상(前驅症狀)이라고 하겠습니다. 이것은 신장이 나빠, 그 영향이 안저(眼底)의 망막에 작용하여 생기는 현상입니다. 앞에서도 말했듯이, 그 근본에는 몸의 냉이 도사리고 있기 때문입니다.

근시는 과식, 난시는 폐, 주로 대장이 나쁠 때 발생하기 쉽습니다. 역시 근본적인 원인은 냉 때문입니다.

〈체험사례〉 *다리가 무겁게 느껴지는 증세*

> 잠을 잘 수 없을 만큼 심하게 무겁던 다리가 반신욕으로 해소되었습니다.
>
> 《어느 주부의 체험담(48세)》

○ 친구의 권유를 받고 시작한 반신욕

나는 특별히 몸의 어디가 나쁜 것은 아니지만, 자신의 건강에 좋다고 하는 음식이나 섭생은 빼놓지 않고 하는 습성을 갖고 있습니다. 그리고 병이 났을 때에도 의사에게만 전적으로 의존해서는 안된다고 늘 생각해 왔습니다.

친구로부터 반신욕의 효용을 처음 전해 들었을 때에도 이것이라면 건강에도 좋을 것이라는 확신을 가지고 곧장 시작해 보기로 했습니다.

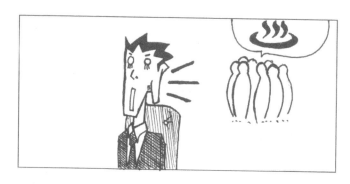

그 친구의 말에 의하면 반신욕으로 두통과 어깨결림증이 없어졌다는 것이었습니다.

전에는 욕탕에서 땀이 나기까지 40분 정도 걸렸지만, 지금은 20분 밖에 걸리지 않습니다. 반신욕이 끝나면 천천히 몸을 씻거나 샴푸를 하거나 한 다음, 물을 좀 뜨겁게 하고 다시 욕조에 들어갔다가 나옵니다.

이런 방법으로 반신욕을 하면, 욕실을 나와도 몸이 후끈거려 목욕 후에 한기를 느끼는 일이 거의 없습니다. 또, 의식적으로 몸의 혈액순환이 좋아진 것처럼 느껴집니다.

앞서 저의 몸에는 나쁜 곳이 없다고 했지만, 한 가지 걱정은 다리가 무거운 것이 전부터 마음에 걸렸습니다. 특히 여름이 되면 그것이 심해져서 밤에 쉽사리 잠을 이루지 못할 정도입니다. 그래서 언제나 발치에 요를 접어 놓고 그 위에 발을 올려 놓은 채 잡니다. 이렇게 하면 다리가 조금 가벼워지는 듯한 느낌이 듭니다.

그런데 반신욕을 시작하고 나서부터는 다리가 무거워 고생하는 일이 전혀 없어졌습니다. 정말 어느 틈엔가 묵직한 느낌이 없어진 것입니다. 이것이 너무도 기뻐, 반신욕에 푹 빠진 동기가 되었다고 해도 좋을 것입니다.

다리가 무거운 까닭은 문외한이 생각해도 하반신의 혈행이 나쁘기 때문이라고 생각합니다. 그리고 발을 차게 하는 것도 나쁘다고 생각했습니다. 그래서 반신욕을 시작했던 것입니다.

그 후 반신욕을 시작하고 나서부터는 다리의 무거운 증세가 없어지고, 어쩐지 몸이 가벼워진 느낌입니다. 체중에는 변화가 없었지만, 전에는 꽤 무겁게 느껴졌습니다. 이제는 몸의 상태가 나쁘다고 느껴지면 반신욕에 더욱 정성을 쏟는데, 그렇게 하고 나면 몸도 마음도 가벼워지는 것을 의식하게 됩니다.

앞으로도 건강과 미용을 위해 계속 반신욕을 지속시켜야 되겠다고 생각합니다.

의학적 견해

다리가 가벼워지는 것은 당연한 일이다

다리가 무거운 까닭은 신장과 방광의 장해 때문인데, 그 원인에는 냉이 개재되어 있습니다.

두통도 여러 가지 원인에서 비롯되지만, 그 중에는 과식 때문에 혈관에 콜레스테롤 등의 지방이 엉켜붙어 동맥경화가 진행되어 뇌경색(뇌의 혈관이 막혀 일어나는 뇌졸중)이 일어날 무렵에 생기는 것도 있습니다.

그리고 어깨결림은 일반적으로 심장에 장해가 있으면 양쪽 어깨, 위, 간 등 소화기에 영향을 미칩니다.

다시 말하지만, 모든 병의 바탕에는 냉과 과식이 따라다니기 때문에 과식하지 말고, 매일 반신욕을 실행하면 다리가 무겁다든가 두통, 어깨결림 같은 증상이 없어지는 것입니다.

〈체험사례〉 **요통 ·생리통**

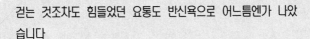

걷는 것조차도 힘들었던 요통도 반신욕으로 어느틈엔가 나았습니다

〈어느주부의 체험담(40세)〉

○ 여름이 되면 심한 냉에 시달린다

추운 겨울이 아니라 모두가 더워서 쩔쩔매는 여름철에도 심한 냉에 시달리는 것이 저의 오래된 골칫거리입니다.

저는 오래된 냉증으로, 늘 발과 허리가 시리고 가끔 한밤중에 추위를 느껴 잠에서 깨어나면, 전신에 한기를 느껴 덜덜 떠는 일이 많았습니다. 이럴 때는 심장까지도 오그라드는 것 같고, 숨쉬기

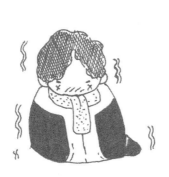

도 고통스럽게 느껴집니다.

이 묘한 냉에다, 요통까지 생겼습니다. 원래 자궁근종(자궁의 근육층에 생기는 양성 종양)이라는 지병이 있어 정기적으로 검진을 받고 있지만, 요통은 그런 병이 악화되었기 때문이 아닙니다. 정기검진 결과 전혀 이상이 없었으며, 허리디스크도 없었습니다.

그런데 어느 날 갑자기 요통이 일어난 것입니다. 요통은 매우 심한 정도여서 청소기를 사용하려고 약간 허리를 굽혀도 통증이 생겨 중단하지 않으면 안될 정도입니다. 심지어 걷는 것조차도 힘든 형편이었습니다.

──◦ 고질적인 생리통도 없어졌다

반신욕을 시험해 보려고 생각한 것은 다음 생리예정일 닷새 전이었습니다. 저의 생리통은 비록 하루 정도이지만, 잠을 잘 수가 없을 정도로 통증이 심해 이것도 냉 때문이 아닌가 하고 생각했습니다. 그리고 반신욕으로 하체를 따뜻하게 해주면 좋다고 해서, 이 입욕법을 시작해 보았습니다. 그러자 닷새 뒤의 생리 때에는 신기하게도 생리통이 생기지 않았습니다.

그 뒤부터는 이 반신욕법이 내 체질에 맞는구나 하고 생각하여, 거의 매일 계속 했습니다. 그러던 중, 그렇게도 아프던 요통이 거짓말처럼 깨끗이 소멸된 것을 알았을 때 얼마나 기뻤는지 말로 다 표현할 수가 없었습니다. 밤중에 온몸이 떨리면서 눈을 뜨는 일은 지금은 전혀 없어졌습니다.

저의 반신목욕법은, 우선 몸을 씻고 나서 오랫동안 물 속에 들어가 있습니다. 미지근한 물 속에서 정좌를 하기도 하고, 다리를 뻗어 앉기도 합니다. 상체를 물 밖에 내놓고 있는데도 온몸이 후끈후끈해져서 전혀 춥지 않습니다.

　　전에 전신욕을 할 때는 몸이 더워 욕조 밖으로 나오면 몸이 금방 식어버려 가운이 없으면 안되었지만, 지금은 겨울에도 얇은 옷으로 지냅니다. 그만큼 몸 속부터 더워지는 것입니다.

의학적 견해

자궁병은 오한이 나거나 떨린다

　　자궁근종이나 자궁내막증은 과식으로 인한 독소의 덩어리라고 할 수 있습니다. 그 자궁병으로 인해 요통도 생깁니다. 과식을 하면 소화기 활동이 나빠지고 저혈압을 가져오기 때문에 현기증도 생깁니다. 또 냉도 심해지는데 몸은 본능적으로 그 냉을 없애려고 오한이 나거나 떨리는 것입니다.

　　과식을 하지 않고, 단 것을 억제하고, 반신욕으로 냉을 없애면 이와 같은 일련의 증상은 소멸되는 것입니다.

　　　　〈체험사례〉　**스트레스**

　　　　스포츠 대신 반신욕으로 땀을 흘려 스트레스를 해소시킵니다.

　　　　　　　　　　　　　　　　　　〈어느 회사원의 체험담(41세)〉

○ 반신욕법으로 땀을 흘리면 곧 기분이 좋아진다

제가 반신욕을 시작한지 2년 정도가 되었습니다.

시작의 동기는 어떤 사람으로부터 감기에 걸렸을 때 반신욕을 하면 좋다는 말을 들은 탓입니다. 그분의 말에 의하면 욕조에 미지근한 물을 절반 정도 채우고, 배꼽 바로 위까지 물 속에 몸을 잠급니다. 그리고 입 안에 냉수를 머금고 지그시 눈을 감고 있으면, 얼마후 땀이 흠뻑나 몸의 나쁜 독소가 모두 나간다는 것입니다. 정말인지 어떤지는 모르지만….

여하간, 그 말을 믿고 감기에 걸렸을 때 실제로 시험해 보았더니, 기분이 썩 좋은 것만은 사실이었습니다. 그래서 계속해 보기로 결심했습니다.

특히, 저같은 일을 하는 직업인은 정신적으로 엄청난 피로를 느낍니다. 몸을 거의 움직이지 않고, 땀을 흘리는 일이 거의 없습니다. 그런 상태에서 일을 끝내고 반신욕으로 땀을 흘리면 대단히 기분이 좋습니다. 사우나의 경우는 땀을 흘리는 것이 어쩐지 고통스러운 느낌이 들지만 반신욕은 그런 느낌은 들지 않습니다. 기분이 좋고, 콧노래라도 부르고 싶은 느낌, 그래서 시작했습니다.

그 후 지금까지 줄곧 하고 있습니다. 다만 나는 아침 목욕을 즐깁니다. 아침에 목욕을 하고 난 후 상쾌한 기분으로 출근하면 하루종일 기분이 좋습니다. 밤엔 술을 마시는 일이 많아 마셨다하면 대개 오전 2, 3시가 됩니다. 그래서 집에 돌아오면 그대로 쓰러져 자고, 아침에 일어나 목욕을 합니다.

목욕시간은 대개 45분에서 1시간 정도인데, 느긋이 1시간 정도 할 때에는 물의 온도를 다소 미지근하게 합니다. 약속시간 때문에 빨리 끝내야 할 때는 약간 뜨겁게 합니다. 그러면 땀이 빨리 나옵니다. 하지만 이상적인 목욕은 미지근한 물에 오래 있는 것이 좋다고 생각합니다.

◦ 욕조에 들어가 있으면 정신적 피로가 말끔히 가신다

　여하튼 반신욕은 정신적으로도 좋다고 생각합니다. 특별히 스포츠도 하지 않고 땀도 흘리지 않아 시작했지만, 결국 스포츠를 하는 것과 같은 효과를 얻게 됩니다. 반신욕은 마치 스포츠를 할 때와 같이 상쾌하게 땀이 나옵니다.

　저와 같은 직업은 상당히 스트레스가 쌓이는 직업입니다. 나날이 상품이 바뀌고, 목표가 바뀌고, 판매방식이 바뀌므로 늘 새로운 것이 요구됩니다. 따라서 아무리 해도 스트레스가 쌓입니다. 저는 심사숙고 끝에 스트레스 해소에 반신욕이 도움이 되지 않을까 하는 생각에서 반신욕을 시작하였습니다.

　항상 두뇌를 혹사하고 있기 때문에, 반신욕을 할 때만은 아무 생각도 하지 않는 것이 좋습니다. 따라서 1시간 동안 목욕을 한다면 1시간 동안은 전혀 아무 생각도 하지 않는 시간을 갖는 것이 중요합니다.

　오늘의 우리들은 언제나 무엇인가 하지 않으면 안된다는 강박관념에 쫓기고 있습니다. 무엇을 하고 나면 또 무엇인가를 해야된다는 생각에 항상 쫓기며 살아가고 있습니다.

　1시간 동안 목욕을 하기로 정했으면, 그 시간에는 아무것도

하지 않았습니다. 무료하기는 하지만, 매일 그런 시간을 갖는 것이
좋습니다.

    목욕중에는 일에 대한 것은 일체 생각하지 말아야 합니다.
'아! 기분좋다'라는 생각에 사로잡히면, 그 시간 이후의 일에 대해
집중할 수가 있습니다. 그래서 목욕시간은 업무와 연결되는 프러스
시간이기도 합니다. 목욕중에 '아! 기분이 좋다'라는 생각이 들지 않
으면 정신적 피로는 해소될 수 없습니다.

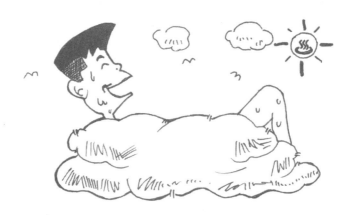

제 3 장

반신욕에 대한 의학적 견해와 메리트

반신욕의 효과는 의학적으로 입증되고 있다

〈의학적 견해〉

반신욕으로 피부의 지방을 씻어내면 동맥경화 예방에 매우 효과가 있다

○ 몸 속의 지방을 감소시켜 준다

목욕이 몸에 좋다는 것은 탕치(湯治)라는 말의 뜻으로도 족히 짐작할 수가 있습니다. 그러나 동맥경화 예방에 효험이 있다는 것은 그리 잘 알려져 있지 않은 사실입니다. 여기서 이에 대해 간략하게 설명해 보기로 합니다.

목욕은 체내의 남아도는 지방을 몸 밖으로 내보내는 작용과 혈압을 내리게 하는 기능이 있어, 그것이 동맥경화를 예방하는 데 좋은 영향을 줍니다.

목욕탕에서 때를 씻어내면 피부의 지방피지가 씻깁니다. 그대로 두면 피부가 꺼칠꺼칠해지지만 때를 씻어내면 곧 몸 속에서 새로운 피지가 분비됩니다. 즉, 피부의 지방을 씻어내는 것은 체내 지방의 배출을 촉진시키게 되는 것입니다. 이에 대해서는 별도로 자세히 설명하겠습니다.

목욕을 하면 땀을 많이 흘립니다. 좀 전문적인 설명이지만, 땀을 내보내는 분비선을 한선(汗腺)이라고 하는데, 한선에는 아포크린(apocrine)한선과 에크린(eccrine)한선의 두 종류가 있습니다.

아포크린한선은 겨드랑이, 젖꼭지, 외음부 등에 퍼져 있는데, 사춘기 때부터 땀의 분비가 시작됩니다. 성적 의미가 짙고 체취의 원인이 되는 땀입니다.

한편, 에크린한선은 전신의 피부에 분포되어 있으며, 그 수는 평생 변동없이 200~500만개라고 합니다. 보통, 땀을 흘린다는 것은 이 에크린한선에서부터 나오는 것으로서 혈압과 관계가 있는 것도 바로 이것입니다.

에크린한선에서 나오는 땀에는 다음의 네 종류가 있습니다.

온열발한	더울 때 체온조절을 위해 나오는 땀
정신발한	정신적 흥분이나 긴장을 할 때, 손바닥이나 발바닥에서 나오는 땀. 소위 '손에 땀을 쥔다'고 하는 경우의 땀
미각발한	매운 것을 먹을 때 나오는 땀
운동성 발한	운동으로 인해 체열의 발생이 높아졌을 때 나오는 땀

이같은 에크린한선에서 나오는 땀은 아세틸콜린(acetylcholine)이라는 물질의 자극을 받아 나옵니다.

한선의 세포에 이 물질의 자극이 가해지면, 세포로부터 칼륨이 방출되고 그 대신 혈액으로부터는 나트륨이 대량으로 유입됩니다. 이렇게 하여 세포 속의 나트륨 농도가 높아지면, 다른 세포로부터 수분을 끌어들여 수분과 나트륨을 섞어 땀을 만들어 피부의 표면으로 내보냅니다. 그래서 땀이 짭짤합니다. 그리고 식염(염화나트륨)이 고혈압과 깊은 관계가 있다는 것은 잘 알려진 일입니다.

땀을 흘리면, 나트륨을 몸 밖으로 내보내 혈압을 내리는 데 도움을 줍니다.

또 하나, 아세틸콜린이라는 물질은 혈관을 넓혀 주는 작용을 합니다. 그래서 땀을 흘릴 때는 피부혈관이 넓어져 혈압을 내려가게 하는 것입니다.

나이가 들면 피지분비가 적어진다

에크린한선은 대략 200~500만개라고 하는데, 그 전부가 활동하는 것은 아닙니다. 활동한선과 비활동한선이 있어서, 그 비율은 민족적으로 차이(열대지방 사람은 활동한선의 비율이 높다)가 있습니다.

나이에 의한 차이도 있어서 20세 전후를 최고로, 나이가 들어감에 따라 활동한선은 줄어듭니다.

동시에, 피부표면에 지방을 공급하는 피지선의 기능도 저하됩니다. 즉, 나이가 들면 땀도 별로 흘리지 않고, 피지분비도 줄어

드는 경향이 있습니다.

그 결과 몸 속의 나트륨이 늘어나 지방이 늘어납니다. 나트륨은 혈압을 높여 주고, 고혈압은 동맥을 손상시켜 동맥경화를 촉진시킵니다. 또, 몸 속의 남아도는 지방은 배가죽 밑에 쌓일 뿐 아니라 혈관벽에도 쌓여 동맥경화를 촉진시키는 원인이 됩니다.

따라서 목욕을 통해 땀을 흘리거나 피부의 지방을 씻어내는 것이 동맥경화를 예방하는 데 중요한 의미를 갖습니다.

그런데 갑자기 뜨거운 물에 들어가면 혈압이 급격히 상승하여 오히려 역효과가 나타납니다. 미지근한 물에 오래 들어가 있으면 몸의 표면만이 아니라 신체 내의 깊숙한 곳의 혈관까지 넓혀 줍니다. 이 때문에, 혈압이 내려가 동맥경화의 예방에 대단히 효과가 좋습니다.

○ 당뇨병에도 좋은 영향을 준다

인슐린(insulin)이라는 호르몬의 분비가 촉진되어 혈액의 당분이 줄어들어 당뇨병에 좋은 영향을 줍니다.

여하튼, 목욕에 의해 땀을 흘리고 피지를 씻어내는 것은 동맥경화의 예방에 도움이 됩니다.

어려운 일이 아니므로, 언제나 젊은 혈관을 갖기 위해 매일 목욕하기를 권합니다.

〈의학적 견해〉

남아도는 피하지방을 줄여준다

◦ 피지분비를 높여 주는 효과가 있다

목욕은 여러 가지의 효과를 가져다 줍니다. 단지 피부의 때를 씻어낼 뿐만 아니라, 피지(피부의 표면을 덮고 있는 지방)를 제거시켜 주는 대단히 중요한 역할을 합니다. 전신의 피부에 분포되어 있는 땀구멍 하나 하나에는 피지선이 있어, 유지성(油脂性) 분비물을 만들어 냅니다. 여기에서 분비된 지방이 피부를 얇게 덮고 있습니다.

그런데 목욕으로 이 피지를 씻어내면, 피지선에서 새로운 피지가 분비되어 피부는 원래의 상태를 회복하게 됩니다. 이 회복에 필요한 시간은 20세 전후는 40분, 40대는 80~90분 정도 걸립니다.

즉, 젊을수록 분비가 왕성하다는 것입니다. 나이가 들면 목욕 후에 피부가 꺼칠해지는데 그 까닭은 피지가 부족하기 때문입니다. 그러나 그것도 1시간 정도면 회복됩니다.

그런데 피지가 계속 분비되는 것은 아닙니다. 만일 그렇게 된다면, 피부표면은 지방으로 쌓여 버릴 것입니다. 피지의 양이 알맞은 상태가 되면 피지분비는 자연히 줄어듭니다.

그러므로 피지를 씻어내지 않고 그대로 내버려두면 피지분비는 잦아들며, 반대로 자주 목욕을 하여 피지를 씻어내면 계속 새로운 피지를 분비해 내지 않으면 안됩니다. 즉, 몸 속의 지방을 몸 밖으로 내보내야 한다는 것입니다.

이처럼 피지를 자주 씻어내면 피지를 계속 보충하기 위해 몸 속의 지방대사가 활발해지고, 나아가서는 비만해소에 도움이 되는 것입니다.

○ 지방을 줄이는 방법은 두 가지뿐이다

본래 몸 속의 지방은 체내에서 연소되어 에너지로 소비되든 가 아니면 피지선을 통해 분비되든가 합니다. 그 밖에는 아무곳에 도 갈 데가 없습니다. 따라서 중년 이후에 살이 찌기 시작하는 것 은 운동량의 감소와, 남성 호르몬이 줄어들었기 때문에 피지분비량 이 줄어 남아도는 지방을 처분할 수 없어 일어나는 현상입니다. 그 래서 지방은 피하나 혈관벽에 단단히 축적됩니다.

이 지방을 줄이려면 열심히 운동을 하여 에너지로 소비하든 지 아니면 피지로 분비시키든지, 두 가지 이외에는 다른 방법이 없 습니다.

비만해소에 운동이 좋다는 것은 이미 잘 알려져 있지만, 목 욕에 의해 피부를 자주 씻는 것이 도움이 된다는 것은 별로 알려져 있지 않습니다.

목욕으로 피부의 때를 없앨 뿐 아니라, 비만해소에도 도움이 된다는 것은 참으로 일석이조라고 하겠습니다. 그러므로 목욕을 일 상화하여 기분을 릴랙스하게 만드는 동시에 지방을 없애 주기 바랍 니다.

〈의학적 견해〉

불면증에 걸린 사람이 반신욕을 하면 깊은 잠에 빠질 수 있다

○ 뜨거운 물은 오히려 잠을 방해한다

　　불면증에 걸린 T씨는 오늘밤에는 기어코 푹 자겠다는 생각으로 귀가하자마자, 서둘러 목욕을 했습니다. 금새 끓인 목욕물이 뜨거운 느낌이 들었지만, 본래 뜨거운 물을 좋아하는 T씨인지라 참고 들어갔습니다. 물이 뜨거우면 몸에 부담이 크니까, 목욕 후에 피로해져서 잠을 잘 잘 것이 아닌가 하고 생각했습니다. 그래서 뜨거운 물에 목욕을 하고 나서 곧 잠자리에 들었습니다. 그런데 잠이 들기는커녕, 왠지 모르게 머리가 아프고 흥분된 상태여서 조금도 잠을 이루지 못했습니다. T씨는 짜증이 나, 밤새도록 잠을 자지 못하고 다음 날 수면부족상태로 출근을 했습니다.

　　왜 그렇게 되었을까요?

　　목욕을 하면 온열작용으로 혈액순환이 좋아지고, 그 결과 근육 등에 쌓여 있는 피로물질이 제거되어 피로를 빨리 회복시킬 수가 있습니다.

　　그리고 피부에 붙어 있는 때를 없애, 피부활동을 왕성하게 하는 역할도 해줍니다. 또, 목욕 후에는 몸의 방열(放熱)이 왕성해져서 상쾌한 기분을 갖게 하는 등, 목욕에는 여러 가지의 효능이 있습니다. 그리고 또 하나 잊어서는 안될 것은 신경을 진정시키는 역할도 해줍니다. 즉, 목욕은 불면증인 사람에게는 쉽게 잠들게 하는 작용이 있습니다.

그렇다면, 왜 T씨는 목욕을 했는데도 잠을 이루지 못했을까요. 그것은 목욕물의 온도와 목욕시간에 문제가 있었던 것입니다. 한마디로, 불면증에 걸린 사람이 잠을 잘 자기 위해서는 낮은 온도의 물에 오래 몸을 담그고 있어야 된다는 것입니다.

목욕방법에는 청신욕(淸新浴)이라는 목욕이 있는데, 목욕은 37℃, 즉 체온 정도에서 40℃까지의 미지근한 물에 오랫동안 느긋하게 잠기는 방법입니다. 뜨겁지도 차지도 않은 온도가 이것인데, 이정도 온도의 목욕은 에너지 소비가 가장 적습니다. 그리고 신경을 진정시키는 작용이 있어서 불면증의 사람은 이 목욕을 하는 것이 효과적입니다.

즉, 열의 자극이 가장 적은 온도로 20~30분 동안 느긋하게 잠겨 있으면, 피부표면의 혈관이 넓어져 피가 피부쪽으로 많이 흐르게 됩니다. 그 결과, 뇌로 가는 피의 양이 적어져 가벼운 빈혈상태가 되어지므로 신경의 긴장이 풀리고 기분이 가라앉아 잠들기 쉬운 상태가 되는 것입니다. 불면증의 사람이 꼭 실행해 볼 좋은 방법입니다.

또, 업무상 머리를 많이 쓰는 사람, 신경질적인 사람, 심장이 약한 사람, 혈압이 높은 사람들도 이 낮은 온도의 물에 느긋히 잠기는 방법이 좋습니다.

우리나라 사람들은, 외국인에 비해 뜨거운 쪽을 좋아하기 때문에 곧바로 42~3℃의 물 속에 들어가려고 합니다. 온도가 낮은 물에 들어가면 어쩐지 불만족스런 느낌이 드는 탓입니다. 그러나

불면증의 사람은 체온에 가까운, 뜨겁지 않은 물에 들어가는 습관
이 중요합니다.

그리고, 꼭 시험해 보아야 할 것은 자신이 좋아하는 물의 온
도를 측정해 보는 일입니다. 온도계를 자신이 들어가 있는 욕조 속
에 넣고 온도를 재보면 됩니다. 사람에 따라 좋아하는 물의 온도가
다르므로, 우선 자신이 좋아하는 온도를 알고 나서, 다음에 물의 온
도를 내려 체온과 비슷한 온도로 조절하여, 이 느낌을 감각적으로
기억해 두는 것이 좋을 것입니다.

〈의학적 견해〉

> **방광염, 전립선염 환자는 목욕으로 아랫배를 따뜻하게 해주면 빨리
> 낫는다**

◦ 몸의 저항력이 약화되면 세균에 감염되기 쉽다

방광염이나 만성전립선염 치료에 목욕이 효과적이라고 말한
다면 이상하게 느낄지 몰라도, 실지로 목욕에 의해 몸의 혈행을 좋
게 하여 이같은 병에 좋은 영향을 준 예가 많습니다. 이에 대해 간
단히 설명하겠습니다.

방광염이나 전립선염은, 통상 세균의 감염에 의해 일어납니
다. 요도로부터 침입한 세균(주로 대장균)이 방광이나 전립선에 자
리잡아 염증을 일으키는 것입니다. 세균이 침입하면 반드시 염증을
일으키는 것은 아닙니다. 몸이 냉하여 혈액순환이 나빠지거나, 피로
가 겹치거나 하면 몸의 저항력이 약해 발병하는 것입니다.

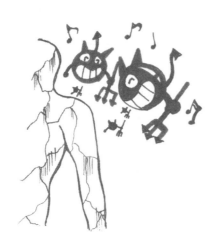

　　방광염은 여자에게 많은 병입니다. 고령이 되면 남자에게도 생기기 쉽지만, 대체적으로 여자에게 많은 병입니다. 이것은 여자의 요도는 짧고(남자는 16~18cm, 여자는 4~6cm), 또 요도구와 항문이 가깝다는 신체적 특징이 있기 때문에 세균이 침입하기가 쉽습니다.

　　또, 한번 침입한 세균은 방광에 고인 오줌 속에서 증식하기 때문에 오줌을 빨리 내보내는 것이 중요합니다. 물을 덜 먹어 오줌의 양을 줄이거나, 오줌을 참거나 하는 것은 좋지 않습니다. 남성고령자에게 방광염이 많은 것은, 전립선비대증 등으로 오줌을 잘 누지 못하기 때문입니다.

　　따라서 오줌을 방광 속에 오래 담아두지 않도록 하는 것이 방광염의 예방이나 치료에 효과적입니다.

　　전립선은 남자의 방광 출구 부근에 있습니다. 요도를 둘러싼 형태로 되어져 있는데, 작은 선(腺)이 다수 모여 있습니다. 여기에 세균으로 감염된 것이 전립선염입니다.

─○ 허리 아랫부분의 혈액순환을 좋게 해준다

그런데 이와 같은 방광염이나 만성전립선염에 왜 목욕이 좋을까요.

그것은 몸을 따뜻하게 해줌으로써 혈액순환이 좋아지고, 환부세포의 하나 하나가 활기를 띠어 세균에 대한 저항력이 커지기 때문입니다. 혈액순환이 나쁘면 산소나 영양 공급이 나빠지고, 나아가서는 저항력을 약화시킵니다.

방광이나 전립선은 골반 안에 있는데, 이것은 말하자면 몸(동체)의 밑부분에 해당합니다. 그 때문에, 이 주변에는 묵은 피가 고이기 쉽습니다. 즉, 혈액순환이 나빠지기 쉬운 부위라고 하겠습니다.

묵은 피가 고이고 새로운 피가 부족하면, 세포의 활력을 저하시켜 세균을 증식시키게 됩니다.

이것을 마을에 비교해 봅시다. 방광이나 전립선 마을에 세균이라는 몹쓸 인간이 팔을 휘젓고 다닌다고 가정합시다. 이런 어두운 거리를 정화시키려면 나쁜 녀석들을 하나 하나 잡아낼 것이 아니라, 우선 각 가정에 힘을 실어 주어 마을 전체를 강화시키는 것이 지름길입니다. 각 가정이 강하고 활기차면 나쁜 인간이 횡행할 여지가 없습니다.

이 가정으로 비유되는 것이 세포이며, 세포를 활기 있게 만들어 주는 요소가 산소나 영양을 듬뿍 간직한 신선한 혈액입니다.

이것으로서 혈액순환의 중요성을 이해했으리라고 믿습니다.

특히, 동체의 밑부분은 혈액순환이 나빠지기 쉬운 곳이므로 가급적 따뜻하게 해주어 혈행을 개선시키는 것이 중요합니다.

가령, 허리부분을 높혀 주는 자세를 취해도, 낡은 피가 고이지 않아 방광염 등에 좋은 영향을 줍니다.

특히, 추운 계절은 혈액순환이 나빠지기 쉬우므로 목욕에 의해 몸을 덥게 하는 것이 대단히 좋습니다. 또, 피로도 방광염 등에 나쁜 영향을 주기 때문에 느긋히 목욕하는 것은 피로회복에도 효과가 있습니다.

〈의학적 견해〉

배가 아플 때, 목욕으로 몸을 덥게 해주면, 내장의 긴장이 풀려 통증이 곧 해소된다

○ 내장의 이상 수축이나 이완이 복통의 원인이다

배가 아픈 증상이 우리에게 가끔 일어납니다. 그러나 한마디로 복통에도 원인에 따라 처방이 전혀 달라집니다. 별로 걱정할 필요가 없는 것에서부터 급히 수술을 필요로 하는 것에 이르기까지 여러 가지입니다.

복통은 아픔이 격렬할수록 중병이 의심됩니다. 가령, 처음에는 별로 아프지 않다가 차차 격해지는 경우나, 간헐적이 아니라 지속적으로 아픈 경우에는 중증의 복통으로 생각해도 좋습니다.

중증의 경우는 내장 그 자체에 염증이 생겼거나 복막염이 생겼기 때문입니다. 그러므로 복통의 정도가 심할 경우에는 의사의 진찰을 받는 것이 필요합니다. 그리고 의사에게 아픈 증상을 자세히 설명하는 것이 대단히 중요합니다.

아프다는 증상 하나만으로는 의사도 바로 판단하기가 어려운 일이어서, 환자로부터 증세를 자세히 듣고 진단하여 검사방침을 정하는 것입니다. 그리고 재빨리 치료를 시작하게 됩니다. 중증의 복통은 대응을 잘못하거나 늦게 처치하면 생명에도 위험이 있으므로, 아픈 증상을 정확히 전달하는 것이 중요합니다.

그런데 중증이 아닌 경증의 복통은 누구에게나 빈번히 생깁니다. 과식, 냉, 스트레스 등 복통의 원인은 많습니다. 경증인 복통은 시간을 두고 간헐적으로 아픈 것이 보통입니다. 이것은 관강기관(管腔器官), 예를 들면 위, 장, 뇨관(尿管), 쓸개, 자궁, 난관(卵管) 등의 이상 수축이나 이완으로 생깁니다. 때로는, 뇨로결석의 초기인 경우도 있습니다.

생리적 수축이나 이완은 통증을 일으키는 일이 없습니다. 그러나 어떤 원인에 의해 기관의 활동이 이상을 일으키면, 이상 수축이나 이완이 발생하여 통증이 생기는 것입니다.

좀더 알기 쉽게 구체적으로 설명해 보겠습니다.

예를 들면 뇨로결석의 경우, 결석으로 뇨로가 막혀 버려, 앞쪽은 오줌이 고여 이상 팽창하고, 반대로 뒤쪽은 납작해집니다. 즉, 개울물의 흐름과 같아서 막힘없이 흐르면 좋지만, 쓰레기나 돌덩이 등으로 막히면 물이 제대로 흐르지 못하고 쫄쫄 흐르게 됩니다.

내장의 강관(腔管)에서 이런 일이 일어나면 강관벽에는 압박에 의한 충혈과 빈혈이 일어나 그것이 통증으로 나타납니다.

위경련이나 위뒤틀림의 경우에서도 이런 충혈과 빈혈이 생깁니다. 특히 위나 장의 경우는 혈관뿐만 아니라, 신경계의 혼란도 일어나는 일이 많습니다.

비위에 거슬린 것을 보고 토하거나, 심히 화가 났을 때 위가 아프거나 합니다. 또는 어린이가 너무 긴장하면 오줌을 싸는 일도 종종 있습니다.

이런 일에서, 위나 장이 얼마나 심리적·정신적 영향을 받는가를 알 수 있습니다.

특히, 현대인에게 많은 스트레스는 곧바로 위나 장의 활동에 악영향을 줍니다. 스트레스로 내장의 활동을 지배하는 자율신경계나 호르몬계의 균형이 무너져, 평활근(내장의 근육)의 수축과 이완이 비정상적이 되고 혈류도 나빠집니다. 위나 장의 경우, 이와 같은 원인으로 충혈이나 빈혈이 일어나는 일이 종종 있습니다.

○ 따뜻한 목욕물의 온도가 진정제의 구실을 한다

그렇다면 경증의 복통을 가정에서 가장 효과적으로 진정시키는 방법은 무엇일까요.

경증의 복통치료법은 배를 따뜻하게 하여 경련을 일으키는 내장평활근을 이완시켜 충혈이나 빈혈상태를 조금이라도 원상으로 되돌리는 일입니다. 그러기 위해서는, 가정의 경우 목욕을 하는 것이 가장 좋은 방법입니다.

목욕물의 따스함이 진정제의 구실을 하여 경련이 풀리고 혈액의 흐름이 좋아져 각 기능이 정상적인 활동으로 부활함으써 통증이 없어집니다.

목욕시간이나 온도에 특별한 규칙은 없습니다. 자기가 기분

좋다고 느껴지는 온도나 시간이, 통증의 원인인 충혈이나 빈혈을 없애 주는 최적의 목욕방법입니다.

〈의학적 견해〉

목욕을 게을리하는 여자나, 목욕을 싫어하는 남편을 가진 여자는 암에 걸리기 쉽다.

○ 최근 감소하고 있는 우리나라 여성의 자궁암

과거 우리나라의 여성들은 자궁암에 의한 사망률이 대단히 높았습니다. 자궁암의 통계를 보면, 일반적으로 사회계급이 낮은 사람에게 많이 발생했습니다. 그 중에서도 목욕의 빈도여부가 자궁암과 밀접한 관계를 갖고 있습니다.

자궁암은 자궁 안이 청결하지 못한 것만이 발생원인은 아니지만, 비교적 큰 영향을 주는 것만은 확실합니다. 현재와 같이 자택에 욕실을 갖추고 매일 간단히 목욕할 수 있는 환경하에서는 몸을 청결하게 할 수 있어, 자궁암 발생을 어느 정도 억제할 수 있게 되었습니다.

또, 옛날의 대중탕은 현재처럼 위생상태가 좋지 않아, 임질균을 비롯한 잡균이 우굴거려 그 때문에 성병이 대단히 많이 발생했습니다. 성병은 자궁암의 직접적인 원인은 아니지만, 성병에 의한 간접적 영향이 발암의 원인이 되기도 합니다. 실제로, 성병 경험자에게 자궁암이 많이 발견된 것은 조사에 의해서도 나타나고 있습니다.

따라서 자가소유의 욕실의 보편화로 성병이 줄어든 것도 자궁암 감소의 한 원인으로 생각됩니다. 다만, 현재는 대중탕도 위생적이어서 대중탕에서 성병에 감염되는 일은 거의 없어졌습니다.

○ 남자의 목욕도 자궁암과 관계가 있다

남자가 몸을 청결하게 유지하는 것도 자궁암을 예방하는 데 관계가 있습니다.

종교적 이유에서 할례(포경의 피부를 약간 잘라내는 풍습)를 하는 유태교도나 회교도권에서는, 자궁암 발생율이 낮은 것으로 알려지고 있습니다. 이것은 남자가 할례를 하면 귀두를 청결하게 유지하기가 쉽기 때문에 그것이 자궁암을 억제한다고 생각됩니다. 사실, 할례를 한 남편을 가진 부인에게는 자궁암이 적다는 것이 확인되었습니다.

할례를 하면 귀두 옴폭 패인 부분에 오줌찌꺼기가 끼기 어렵게 되어, 그것이 자궁암 발생방지에 도움이 된다는 것입니다. 만일

불순물이 성교시에 여자의 자궁에 들어가면, 그것이 자궁경암을 발생시키는 원인이 됩니다.

할례를 하는 것은 무리라 하더라도, 매일 목욕을 하면 귀두에 끼는 오줌찌꺼기를 없앨 수 있습니다. 따라서 남자의 목욕은 자궁경암의 발생방지에 큰 역할을 합니다.

이 밖에도 목욕의 효과가 있습니다. 비만을 방지할 수 있다는 것도 그 하나입니다. 자궁암 환자 중에는 살찐 여성이 많습니다. 여성의 비만원인 중 대부분이 호르몬의 불균형으로, 특히 여성호르몬의 이상이 자궁암의 발생을 촉진시키고 있습니다. 여성호르몬은 질(膣)의 노화나 위축을 방지하는 기능이 있는데 이것이 정상적으로 기능하면 잡균에 대한 저항력도 강해집니다.

목욕에 의해 에너지를 발산시키는 것은 비만을 방지하고, 호르몬의 분비를 왕성하게 해주는 역할을 해줍니다. 그것은 나아가, 자궁암의 예방이 되는 것입니다.

또, 목욕은 육체적 피로나 정신적 스트레스를 풀어 주는 효과도 있습니다. 피로해진 근육이나 긴장한 신경을 기분좋게 풀어줍니다. 피로나 스트레스는 호르몬의 분비에 악영향을 미치고, 그 결과 몸이 지니고 있는 방위기능을 약화시킵니다.

자궁암의 발생원인에 대해서는 아직까지 모르는 것이 많습니다. 그러나 목욕에 의해 청결을 유지하고 심신이 릴랙스해지는 것이 자궁암 예방효과에 크게 기여한다고 하겠습니다.

〈의학적 견해〉

목욕을 싫어하면 노인성 치매를 의심해 볼 필요가 있다

○목욕은 마음의 병을 고쳐 준다

우리는 온천이라는 말만 들어도 어쩐지 마음이 아늑해짐을 느끼게 됩니다. 목욕은 참으로 기분좋은 일입니다. 일본의 원숭이들은 두목이 무리를 이끌고 온천욕을 하러 간다고 합니다.

목욕은 하나의 치료방법이며, 건강한 정신력을 회복시켜 주는 수단이기도 합니다.

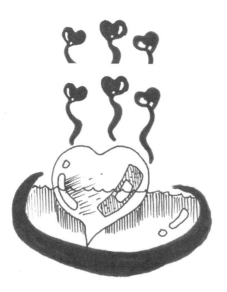

따라서 목욕을 하면 마음이 편해지고 기분이 상쾌해지는 사람은 건강하고 건전한 사람입니다.

사람은 기분이 좋으면 목욕을 하고 싶어합니다. 그러나 몸의 상태가 좋지 않으면, 목욕을 꺼려합니다. 이런 점에서, 목욕은 사람의 마음과 몸의 건강의 바로미터라고 해도 좋을 것입니다.

목욕은 몸과 마음을 자유롭게 해준다

목욕할 때는 사람들은 옷을 훌훌 벗어버리고 알몸이 됩니다. 부자나 가난뱅이나 신분에 관계없이 알몸이 됩니다.

알몸이라는 것은 아무것도 지니지 않은 상태로서, 일체의 권한이나 권력이나 재력도 떨쳐버린 모습을 뜻합니다. 따라서 완전히 옷을 벗어버리고 벌거숭이로 있는 동안에는 마음에 걸리는 것이 없는 상태가 됩니다. 사물에 구애받는 사람은 알몸이 되기를 꺼려합니다.

무엇인가 몸에 걸치지 않으면 불안해집니다. 그러나 자신감이 있고, 마음에 걸리는 것이 없는 사람은 알몸이 되어도 불안을 느끼지 않습니다.

치매에 걸리면 옷을 벗기 싫어한다

치매에 걸리면 대체적으로 목욕을 싫어합니다. 알몸이 되는 것이 싫은 모양입니다. 몸에 걸치고 있는 것을 벗기를 극도로 두려워하는데 무리하게 옷을 벗기려고 하면, 오지랖을 움켜 잡고 몸을 움츠립니다. 아무리 달래도 벗으려고 하지 않습니다. 벗기는 고사하고 큰 소리로 저항하기도 하며 무서운 힘으로 주위 사람들을 떠밀기도 합니다.

말하자면, 목욕이 싫은 것이 아니라 무엇인가 몸에 걸치지 않으면 불안한 모양입니다.

옷을 벗으면 스스로 입지 못한다

일단 옷을 벗으면 이번에는 옷을 입지 못해, 우물쭈물하다가 입는 순서를 잊어버리고 바지 위에 팬티를 입기도 합니다.

물론, 내의의 앞뒤와 겉과 속을 구별하지 못하며, 단추도 바르게 끼지 못해 쩔쩔맵니다.

아마도 이래서 옷벗기를 싫어하는 모양입니다.

목욕이 기분좋다는 것을 느끼지 못한다

욕조에 들어갈 때는 누구나가 다 저항감을 느끼지만 목욕을 하고 나올 때는 나른한 피로감과 함께 기분이 상쾌해집니다. 그런데 치매에 걸리면 이 느낌이 없어집니다. 소위 만족감이라는 감각이 떨어지는 모양입니다.

따라서 목욕을 하든 안하든 기분이 언제나 똑같아서 굳이 목욕에 대한 욕망이 없는데다가, 오히려 옷을 벗기나 입기가 귀찮아서 목욕을 싫어하는 것입니다.

치매가 심한 사람을 억지로 목욕을 시키면, 이번에는 욕실에서 나오지 않으려고, 욕조 가장자리를 붙잡고 떼를 쓰는 일도 있습니다. 할 수 없이 물을 전부 빼버리면 추워서 겨우 일어납니다.

이와 같은 행동에서,

- 남의 도움 없이 스스로 목욕을 하거나, 목욕을 좋아하는 동안은 아직 건강하다고 할 수 있습니다.

- 목욕하기가 '싫다', '귀찮다'고 생각한다면 이것은 문제가 됩니다.
- 목욕탕에 들어가, 같은 곳을 몇 번이나 씻거나 또는 전혀 씻지 않고 나오거나 하면, 의사의 진찰을 받을 필요가 있습니다.
- 목욕을 하고 나서 옷을 입는 순서를 모르면, 빨리 치료를 시작해야 합니다.

치매에 걸린 사람이 목욕을 할 때는, 그가 지니고 있는 귀중품이나 지갑 등을 잘 설득하여 보관해 두도록 해야 합니다. 이렇게 하지 않으면 없어졌다, 도둑맞았다고 떠들어대어 곤란해지는 일이 있습니다.

치매인이나 노인들을 능숙하게 목욕을 시키는 것도 중요한 배려의 하나라고 생각합니다.

또, 목욕하는 것을 지켜 보고 치매의 정도나 진행상태를 알 수 있습니다.

제 4 장

약탕의 여러 가지 종류와 효능

통증을 완화시켜 주는 약탕

통증을 완화시켜 주는 약탕에는 대략 다음과 같은 것들이 있습니다.

여름밀감탕, 산초열매탕, 솔잎탕, 칠엽수열매탕, 자귀나무탕, 녹나무탕, 딱총나무탕, 순비기나무열매탕(만형자탕), 석창포탕, 국화탕, 적설초탕, 쑥탕, 차조기풀탕, 소금탕

신경통, 류머티즘, 요통, 관절통, 통풍 등의 증상에는 혈행 촉진작용이 뛰어난 성분의 약재를 끓인 물에 몸을 담그고 목욕을 하면 몸 안 중심부까지 더워져 통증이 완화되거나 진정됩니다.

이를 위한 약탕 재료로서는 앞서의 재료 외에 유칼리, 후박나무, 광나무, 팔손이나무, 미나리, 피버퓨(흰꽃여름국화), 중조(중탄산수소나트륨) 등도 사용되고 있습니다.

그 어느 경우라도 취침 전에 약탕욕을 하고 몸이 식기 전에 이불 속에 들어가는 것이 좋습니다.

통증을 완화시켜 주는 약탕

여름밀감탕

몸 중심부까지 덥게 해주어 신경통, 류머티즘, 어깨결림 등에 좋은 효과가 있다

여름밀감나무는 열매가 이듬해 여름까지 달려 있다는 것에서 붙여진 이름입니다.

운향과에 딸린 늘푸른 떨기나무인데 키는 약 3미터 가량이고 가지가 넓게 퍼져 있습니다. 잎은 길둥근 모양이고 잎사귀에 가시가 돋아나 있으며 잎꼭지는 갓 모양처럼 생겼습니다.

초여름에 향기로운 흰 꽃이 피어나고 꽃이 진 뒤에는 크고 둥근 열매가 여는데 가을에 노랗게 익기 시작하여 그대로 이듬해 여름에 가서야 충분히 익어서 맛이 납니다. 주로 일본에서 많이 재배되고 있습니다.

여름밀감 껍질에는 에스페리진, 나린진, 폰시린, 리몬넨, 리나롤, 시트랄 등의 정유(精油) 성분이 많이 함유되어 있어서 혈행 촉

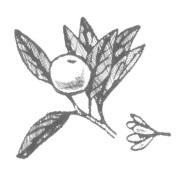

진, 보온 등의 작용을 해줍니다. 이 여름밀감탕에서 목욕을 하면 몸 속 중심부부터 따뜻해지기 시작하여 신경통, 류머티즘, 요통, 어깨 결림을 비롯하여 냉증, 감기예방, 피로회복, 스트레스 해소 등에 이르기까지 폭넓은 효과가 나타납니다.

여름밀감탕의 이용법

껍질을 벗겨 말린 다음 잘게 썰어 보관해 둔 것을 사용합니다. 1회용 분량으로는 4~5개분을 작은 자루에 넣어 뜨거운 물에 불린 후 자루채 욕조 안에 넣고 목욕을 합니다.

통증을 완화시켜 주는 약탕

산초 열매탕

> 보온작용과 진통작용을 해주기 때문에 신경통, 통풍, 류
> 머티즘 등에 좋은 효과가 있다

산초(山椒)나무는 운향과에 딸린 갈잎 떨기나무인데 높이는 3
미터 가량이며, 줄기에는 가시가 나 있고, 잎은 5~9쌍의 작은 잎으
로 된 깃꼴겹잎입니다.

5월경에 꽃잎이 없는 녹황색의 자잘한 꽃이 잔가지 끝에 취
산 꽃차례로 모여 피고, 꽃이 진 뒤에 붉고 작은 동글동글한 열매
가 열립니다. 잎과 열매에는 특유의 향과 매운 맛이 있어 향신료(香
辛料)로써 식용에 사용되고 있습니다.

한방에서는 말린 열매를 산초라고 말하며, 열매껍질을 천초
(川椒)라고 말하는데 모두 위약(胃藥)으로 쓰여지고 있습니다.

특히 산초 과피(果皮)는 건위제(健胃劑)로 사용될 뿐만 아니
라 소화촉진, 진통, 진해(鎭咳), 살충제 등의 약재로도 사용됩니다.

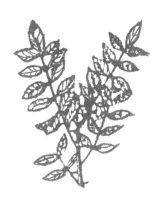

산초의 잎이나 줄기를 비틀어 뜯으면 특유의 향기를 풍기는데 그 까닭은 시트로네랄, 디펜덴, 게라니올 등의 정유성분을 포함한 까닭입니다. 이와 같은 성분이 함유된 약탕에서 목욕을 하면 진통, 해독, 피로회복 등의 효험을 얻을 수가 있습니다. 특히 불면증에도 좋습니다.

산초열매탕의 이용법

산초의 잎과 열매를 준비합니다. 1회용 분량으로서 한 줌 가량을 자루에 넣고 냄비에 15~20분 정도 끓인 다음 그것을 욕수에 섞어 목욕을 하면 됩니다.

통증을 완화시켜 주는 약탕

솔잎탕

혈행촉진과 피부의 자극으로 관절통, 신경통, 류머티즘
등의 통증을 가라앉힌다

솔잎(소나무잎)은 일년 내내 푸른 잎을 지니고 있어서 모든
사람들로부터 친근감을 느끼게 하고 있지만 유독 시골 아낙네들로
부터 사랑을 받아온 잎사귀이기도 합니다. 그 까닭은 잎이 바늘처
럼 가늘고 단단하여 땔감이나 송편을 빚어 찌는 데 없어서는 안될
필수적인 것이었습니다. 이 밖에도 솔잎의 용도는 말할 수 없이 다
양했습니다.

소나무는 우리에게 잘 알려진 산나무로서 육송(陸松)과 해송
(海松)이 있습니다. 육송은 이름 그대로 육지의 산간지대에서 자라
며, 해송은 바닷가 산록에서 자랍니다.

소나무라고 하면, 소나무과에 딸린 식물을 통틀어서 이르는
말인데 북반구에 약 100여종 가량이 분포되어 있습니다.

솔잎에는 피넨, 디펜덴, 리모넨, 칸펜, 보르네올 등의 정유성
분과 수지, 비타민 C 등이 함유되어 있어서 피부에 대한 자극, 진
통, 혈행 촉진, 보온, 정신안정 등의 기능이 있습니다.

이 때문에 솔잎을 사용한 약탕은 신경통, 류머티즘, 관절통,
요통, 감기, 스트레스 해소, 불면증 등에 효과가 있어 독일에서는
구주산(九州産) 적송의 잎을 사용하여 감기나 스트레스 해소의 약
탕으로 애용하는 습관이 있습니다.

솔잎탕의 이용법

1회용 분량으로서 200~250그램의 솔잎을 냄비에 넣고 15~
20분 가량 끓입니다. 그리고 나서 그것을 건져내 수건으로 짠 다음
그 솔잎물을 욕수와 섞어 그 물에서 목욕을 합니다.

통증을 완화시켜 주는 약탕

칠엽수열매탕

신경통, 류머티즘, 통풍 외에 치질에도 좋다

칠엽수는 칠엽수과에 딸린 갈잎 큰키나무인데 높이는 보통 25미터쯤 됩니다. 나무껍질은 매끈하고 회갈색을 띠고 있으며 잎은 커다란 손꼴겹으로 잎대가 깁니다.

꽃은 5~6월경에 피며 흰 색깔입니다. 주로 일본에서 많이 자라고 목재는 나뭇결이 아름다워 가구와 가구재로 쓰입니다.

칠엽수 열매는 뛰어난 전분질을 지니고 있어서 가루를 내어 떡을 만들어 먹기도 합니다. 또한 이 열매에는 사포닌이나 타이닌 성분이 함유되어 있어서 약용으로의 이용가치가 훌륭합니다.

칠엽수 열매의 외피(外皮)와 나무껍질에는 이 밖에도 쿠말린 배당체(配糖体)를 비롯하여 플라본, 에스킨 등의 성분이 함유되어 있어서 약탕재로 이용하면 혈행을 촉진시켜 몸을 덥게 해주며, 신

경통, 류머티즘, 통풍 등에 좋을 뿐만 아니라 특히 상처나 피부의 염증, 치질에도 효과가 있습니다.

칠엽수열매탕의 이용법

1회용 분량으로서 칠엽수열매 15개 가량을 외피(外皮)를 망치로 두드려 부순 다음 껍질과 속살을 하룻밤 동안 물에 담궈 둡니다. 그리고 나서 아침에 물을 간 다음 15분 정도 끓여 그 물을 욕조의 물에 섞어 목욕을 합니다.

통증을 완화시켜 주는 약탕

자귀나무탕

류머티즘, 신경통에 효험이 있다

자귀나무(合歡木)는 함수초(含羞草)과에 딸린 갈잎 큰키나무입니다.

키는 10미터 안팎이고 잎은 변화를 일으켜 밤이 되면 오므라져 늘어지는 특성이 있습니다.

여름철 해가 질 무렵이면 빨간 꽃이 피는데 많은 수꽃술이 가는 실처럼 길며 붉고 아름답습니다. 열매는 길둥근 협과(莢果)입니다.

자귀나무는 사방용(砂防用)으로 적합하며, 산기슭이나 산허리의 양지바른 곳에서 성장하는데 우리나라의 중부 이남 및 일본, 중국, 인도, 페르시아, 아프리카 등지에 분포되어 있습니다.

이 자귀나무의 잎과 가지에는 타닌산이나 쿠에르시트린 등의

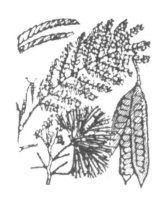

　　성분을 함유하고 있어 한방에서는 이 나무껍질을 '합환피(合歡皮)'
라고 불러 진통, 구충 등의 약재로 사용하고 있습니다.
　　　　한편 자귀나무는 예로부터 류머티즘이나 신경통, 또는 하복
부 내장의 통증 요법으로 사용되어 왔습니다.

자귀나무탕의 이용법

　　　　1회용 분량으로서 자귀나무껍질 2킬로그램 정도를 욕조에 넣
고 목욕을 하는데 바람직한 방법은 잎이 붙어 있는 가지 끝부분 20
센티미터를 3개 잘라 그것을 잘게 토막내어 삶은 물을 욕수에 섞어
그 물에서 목욕하는 것이 효과적입니다.

통증을 완화시켜 주는 약탕

 녹나무탕

> 혈행 촉진, 진통작용이 있어 신경통, 류머티즘, 요통 등
> 에 효과가 있다

녹나무과에 딸린 늘푸른 큰키나무입니다.

키는 30미터쯤 되며, 가지가 사방으로 뻗어 거의 둥글게 자라
며, 나무에서는 향긋한 냄새를 풍깁니다.

나무껍질은 황갈색을 띠고 있으며 잎은 알 모양으로 길둥그
렇고 광택이 나는 데다가 봄에는 작은 노란 꽃이 핍니다.

일본, 대만, 유럽 지방에 분포되어 있으며 우리나라에는 제주
도 남쪽 바닷가에서만 자라고 있습니다.

특히 장뇌(樟腦)의 원료가 되며 장식용, 건축재, 선재(船材)로
쓰여지고 있습니다.

녹나무에는 피넨, 칸펜, 시네올, 텔피네올, 서프롤 등의 정유
성분을 함유하고 있어 녹나무를 약탕재로 사용하면 혈행촉 진, 진통,

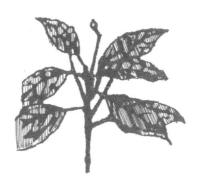

보온, 피부자극 등의 효과가 발휘되어 신경통, 류머티즘, 요통, 관절통, 통풍 그리고 어깨결림, 타박상, 발목 접질러진 데, 동상, 피로회복 등에 효과가 있습니다.

녹나무탕의 이용법

1회용 분량으로서 잎이 붙어 있는 가지 끝부분 20센티미터 가량을 서너 개 적당한 크기로 잘라 냄비에 15~20분 정도 끓여 욕수와 혼합시켜 그 물에서 목욕을 하면 피로회복에도 도움이 됩니다.

통증을 완화시켜 주는 약탕

딱총나무탕

관절통, 통풍, 요통, 어깨결림을 비롯하여 타박상, 발목 접질러진 곳, 근육통까지 효능이 있다

인동과에 딸린 갈잎 떨기나무입니다.

높이는 3~6미터 가량이고 전국에 걸쳐 자생(自生)하는데 정원수(庭園樹)로도 심어지고 있습니다.

잎은 깃 모양의 겹잎이며 작은 잎은 피침형, 또는 넓은 피침형에 둔한 톱니가 있습니다.

5월경에 황록색 꽃이 원추(圓錐) 꽃차례로 가지 끝에 촘촘히 피고, 열매는 핵과(核果)로서 9월경에 붉게 익습니다.

산기슭의 습지 또는 골짜기에서 자라는데 우리나라 각지, 그리고 일본, 중국, 우수리, 만주 등지에 분포되어 있습니다.

말린 가지나 꽃은 약재, 어린 잎은 식용으로도 쓰입니다.

이 딱총나무는 외과수술이 발달되지 않았던 시대에는 가지를

태워 골절치료에 사용했으며 진통이나 소염, 그리고 이뇨(利尿) 등에도 사용했습니다.

또한 딱총나무에는 토리테르펜 등이 함유되어 있어서 이 나무를 울궈낸 물에서 목욕을 하면 관절염이나 관절통, 통풍, 요통, 류머티즘, 신경통, 타박상, 찰과상, 골절 등의 치료에 효과가 있습니다.

딱총나무탕 목욕은 서구사람들도 관습적으로 즐기고 있습니다.

딱총나무탕의 이용법

꽃이 핀 가지를 그대로 채취하여 잘게 토막내어 말려서 보관합니다. 1회용 분량으로서 300~350그램 정도를 자루에 넣어 끓인 다음 그 즙과 자루를 욕조에 넣고 그 물에서 목욕을 합니다.

통증을 완화시켜 주는 약탕

순비기나무 열매탕

신경통, 관절통, 요통 및 수족의 마비, 화농 등에도 좋다

순비기나무를 일명 만형자(蔓荊子)나무라고도 부릅니다.

마편초(馬鞭草)과에 딸린 늘푸른 떨기나무인데 줄기는 땅위로 기어 뻗으며, 잎은 둥근 모양 또는 거꾸로 된 알 모양으로 가장자리에 톱니는 없고 뒷면에 흰 분모(粉毛)가 많이 흩어져 나 있으며 혁질(革質)을 지니고 있습니다.

여름에 짙은 자줏빛 꽃이 취산 꽃차례로 가지 끝에 피고, 꽃이 진 뒤에는 둥글둥글한 핵과(核果)가 맺힙니다.

순비기나무 열매를 '만형자'라고 하며, 잎을 '만형엽'이라고 부르는데 해열, 진통, 소염 등의 약재로 쓰이며 두통, 관절통, 외상, 화농, 감기 등에 효과가 있습니다.

순비기나무에는 칸펜, 디펜테놀, 텔피네올, 피넨 등의 정유성

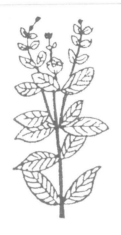

분 외에 지방유, 비데키시칼펀 또는 루테오린 등의 플라보노이드가 함유되어 있어 이 약재를 사용하여 목욕을 하면 신경통, 관절통, 요통, 수족마비, 타박상, 외상 그리고 두통이나 몸살에도 효과가 있습니다.
식물의 산지는 중부 이남입니다.

순비기나무열매탕의 이용법

잎은 봄에서 여름, 열매는 가을에 채취하여 햇볕에 말립니다. 1회 분량으로서 잎과 열매를 1대 1로 섞어 세 움큼 정도를 냄비에 넣고 20분 정도 끓여 그 즙을 짜서 욕수에 부어 목욕을 합니다.

통증을 완화시켜 주는 약탕

석창포탕

> 단오절에 옛 여성들이 머리를 감았다고 하는 창포탕인데
> 타박상, 류머티즘외에 간질병에도 효과가 있다

석창포(石菖蒲)는 창포과에 딸린 늘푸른 여러해살이풀입니다.

흔히 물가에서 자라는데, 잎은 칼 모양을 하고 있으며 뭉쳐서 자라는데다가 여름철에는 황록색의 잔 꽃이 막대 모양으로 꽃줄기 끝에 핍니다. 우리나라 남부 및 일본, 대만, 인도에 분포되어 있습니다.

창포의 뿌리줄기는 한방에서 건위약으로 쓰여지며 한치에 아홉 마디가 있는 것을 양품(良品)으로 치고 있습니다.

창포의 뿌리줄기에는 β아잘론 외에 카리오피렌, 세스키델펜 등의 정유성분이 함유되어 있어서 진통, 진정 등의 작용을 하며, 이 약탕에서 목욕을 하면 류머티즘, 신경통, 요통, 관절통, 통풍 등의 통증이 진정될 뿐만 아니라 스트레스 해소, 불면증 등에도 효과가

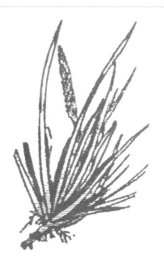

있습니다.

　한편 한방에서는 복통이나 간질, 건망증 치료약으로 사용되고 있습니다.

석창포탕의 이용법

　뿌리줄기를 캐내어 맑은 물에 깨끗이 씻은 다음 적당한 크기로 잘게 썰어 햇볕에 말려 보관합니다. 1회용 분량으로서, 한 움큼(날 것은 2배)을 자루에 넣어 끓인 후 그 물과 자루를 함께 욕탕에 넣고 목욕을 합니다.

통증을 완화시켜 주는 약탕

국화탕

신경통, 류머티즘, 요통, 어깨결림을 비롯하여 냉증까지도
효과가 있는 향기 좋은 약탕이다

국화(菊花)는 엉거시과에 딸린 여러해살이풀입니다.

옛부터 관상용으로 널리 가꾸어져 왔으며 가을의 대표적인
꽃으로 사랑받고 있습니다. 키는 보통 1미터 가량되며 줄기는 다소
나무질에 가깝고 잎은 대개가 깊이 찢어져 있습니다.

국화는 꽃의 크기에 따라 대국, 중국, 소국으로 나누어지며,
꽃이 피는 시기에 따라 여름국화, 가을국화, 겨울국화 등으로 구분
됩니다.

국화는 불로장수 및 상서로운 영초(靈草)로 일컬어져 예로부
터 숭상되어 왔으며 약용 및 양조(釀造)용 향료로도 쓰여집니다.

국화의 약리작용으로는 혈행 촉진, 보온, 진통 등의 기능이 있
으며, 국화탕에서 목욕을 계속하면 신경통, 류머티즘, 요통, 통풍 등

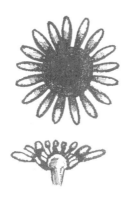

의 통증을 완화시켜 주는 동시에 타박상, 발목 접질러진 곳, 어깨결림, 냉증 등에도 효과가 있습니다.

국화탕의 이용법

가을에 꽃이 피어있는 상태의 몸통 전부를 잘라내어 건조시킨 다음 잘게 썰어 사용합니다. 1회용 분량으로서 썰어 놓은 국화두 움큼을 자루에 넣어 냄비에 15분 정도 끓인 후 쑥물과 자루채욕조에 넣고 목욕을 합니다.

통증을 완화시켜 주는 약탕

적설초탕

소염작용에 뛰어나며 타박상, 발목 접질러진 곳에 잘 듣는다

적설초(積雪草)를 일명 연전초(連錢草)라고도 말하는데 꿀풀과에 딸린 여러해살이덩굴풀입니다.

줄기와 잎에는 독특한 향기가 있고, 네모진 줄기는 꽃이 진 뒤에 덩굴처럼 누워서 뻗으며 마디에서 뿌리가 납니다.

가지줄기는 위를 향해 15~18센티미터쯤 자라며 잎은 둥근 콩팥 모양으로 마주나는데 잎자루와 무딘 톱니가 있으며 드물게 털이 나 있습니다. 4~5월경에 잎 아귀에서 붉은 자줏빛의 잔 꽃이 핍니다.

적설초에는 타닌을 비롯하여 리모넨 등의 정유성분과 비타민 C가 함유되어 있어서 소염, 진통, 수축, 신진대사의 촉진 활동을 해 줍니다.

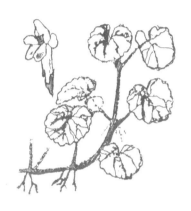

　따라서 이 약탕에서 목욕을 하면 타박상, 발목 접질러진 데, 살갗 멍든 데, 칼에 베인 데, 찰과상 그리고 이 밖에도 코막힘이나 기관지의 염증에도 효과가 있습니다.

적설초탕의 이용법

　4~5월경에 꽃이 핀 상태의 몸체 전부를 채취하여 그늘진 곳에서 말립니다(날 것이라도 상관없음). 1회용 분량으로서 두 움큼을 냄비에 넣고 15~20분 정도 끓인 후 그 끓인 물을 욕수에 섞어 목욕을 합니다.

통증을 완화시켜 주는 약탕

쑥탕

요통, 어깨결림, 치질, 습진, 여드름, 땀띠 등에 효과가
있다

쑥은 엉거시과에 딸린 물쑥, 산쑥, 쑥 따위를 통틀어서 일컬
으는 여러해살이풀입니다.

줄기의 높이는 60~90센티미터가량이고, 잎 표면은 푸른 빛깔
을 띠고 있으나 뒷면은 흰 빛깔에다 젖빛의 솜털과 향기를 지니고
있습니다.

부드러운 햇쑥은 쑥떡의 재료가 되며 말린 쑥은 뜸을 뜨는
약재가 됩니다.

이 쑥에는 시네올, α투욘 등의 정유성분과 여러 종류의 세
스키텔펜을 함유하고 있어서 소염, 지혈, 수축, 혈행 촉진, 진정 등
의 작용이 있습니다.

이 때문에 이 쑥탕에서 목욕을 하면 요통, 두통, 류머티즘, 신

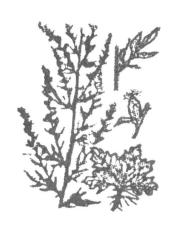

경통, 어깨결림 그리고 이 밖에도 상처나 여드름, 땀띠, 습진, 벌레 물린 데, 옴, 각종 피부병에 효능이 있습니다.

그뿐만이 아니라 치질, 생리불순, 스트레스 해소, 불면증, 피로회복에까지 약효를 발휘합니다. 다만 쑥에는 진통촉진 기능이 있어 임신중인 여성은 삼가는 것이 좋습니다.

쑥탕의 이용법

1회용 분량으로서 쑥대를 대여섯대 잘라 토막을 내어 끓인 후 그 쑥물을 욕수에 섞어 목욕을 하면 효과가 있습니다. 말린 쑥 잎을 끓여서 목욕을 해도 똑같은 효과를 기대할 수가 있습니다.

통증을 완화시켜 주는 약탕

차조기풀탕

진통작용 외에 해열, 항균작용도 하며 신경통, 류머티즘,
요통, 감기까지 효과가 있다

차조기풀은 일명 자소(紫蘇)라고도 말하는데 꿀풀과에 딸린
한해살이풀입니다.

차조기풀의 생김새는 들깨와 비슷하고 몸 전체가 자줏빛을
띠고 있는데다가 향기가 있으며 줄기는 모가 져 있고 털이 나 있습
니다.

키는 30~100센티미터가량되며, 잎의 끝이 뾰족하고 톱니가
있는 커다란 달걀 모양을 하고 있습니다.

8~9월경에 줄기 끝이나 잎겨드랑이에서 긴 꽃줄기가 나와
연한 자줏빛의 입술 모양의 꽃이 총상 꽃차례로 피고 열매는 동글
동글한 수과(瘦果)입니다.

차조기풀에는 페릴알데히드, 리모넨, α피넨 등의 정유성분이

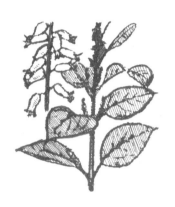

함유되어 있어서 진통, 진정, 발한(發汗), 해열 등의 작용이 있으며, 이 약탕에서 목욕을 하면 신경통, 류머티즘, 요통, 관절통을 비롯하여 감기의 여러 증상과 냉증 등에 큰 효과가 있습니다.

차조기풀탕의 이용법

1회 사용량으로서 잎이 붙어 있는 줄기 서너 개를 준비합니다. 이것을 적당한 크기로 잘라 자루에 넣어 냄비에 15~20분 정도 끓입니다. 그리고 나서 끓인 즙과 자루를 함께 욕탕 안에 넣고 그 물에서 목욕을 합니다.

한편 여름철에 차조기풀을 채집하여 그늘진 곳에서 건조시켜 보존합니다.

통증을 완화시켜 주는 약탕

소금탕

신경통, 관절통, 근육통, 요통, 타박상, 발목 접질러진 데, 그리고 담이나 냉증에 좋다

소금은 흰 빛깔의 짠맛이 나는 입방체 모습의 결정체(結晶体)로서 주로 조미료로 사용되는 우리에게 잘 알려진 물질입니다.

옛날에는 소금을 지배하는 자가 천하를 얻는다는 데서 전매제도(專賣制度)가 생겼습니다. 재미있는 이야기로서 BC 600년경 로마에서는 국가가 전매권을 가졌으며, 관리의 급료로 소금을 주었기 때문에, 오늘날 샐러리(봉급)의 어원(라틴어의 살라리움)이 되었습니다.

천연적으로는 바닷물에 약 2.8퍼센트 정도의 염분이 함유되어 있으며, 인체의 혈액이나 세포 안에도 약 0.7퍼센트 정도의 염분이 들어가 있습니다.

소금의 용도는 매우 광범위하다고 하겠는데 주로 양념, 방부제로 쓰이며 공업용으로는 가성소다, 탄산소다, 염소, 염산 등의 제

조 원료로 쓰입니다.

바닷물에는 염분을 비롯하여 여러 가지의 미네랄이 함유되어 있는데 그것을 끓여 목욕을 하면 체내 중심부까지 따뜻해져서 신경통, 관절통, 근육통, 요통 등을 비롯하여 타박상, 발목 접질러진 데, 어깨결림, 담, 이밖에도 냉증, 생리불순, 피로회복 등 갖가지 염증에 효험을 얻을 수가 있습니다.

이같은 '염탕치료'의 효과를 가정에서도 간단히 체험할 수가 있습니다.

소금탕의 이용법

소금탕에 사용되는 소금은 미네랄이 풍부한 자연산 소금이 아니면 아무런 의미가 없습니다. 1회 사용량으로서 자연소금 한 줌(약 30그램)을 욕탕 속에 넣고 그 물에서 목욕을 합니다. 체온보다 2~3도 높은 정도의 따스한 물에 오랜 시간 목욕을 하는 것이 좋습니다.

감기증세에 효험이 있는 약탕

감기증세에 효험이 있는 약탕으로는 대략 다음과 같은 것들이 있습니다.

전나무탕, 노송나무탕, 낙엽송탕, 유자탕, 귤탕, 백목련탕, 회향탕, 박하탕, 고추탕, 생강탕(새앙탕)

이상의 약탕들은 발열, 오한, 두통, 콧물, 기침, 인후통 등 감기의 여러 증상에 대해 해열, 살균, 항균, 발한, 혈행 촉진 등의 작용을 해주는 성분을 함유하고 있어서 이것들을 재료로 한 약탕에서 목욕을 하면 큰 효험을 얻을 수가 있습니다.

약효가 있는 것으로는 앞에서 말한 약재 외에 탱자, 금귤, 오렌지, 등나무 줄기, 목련, 참피나무, 서향목(瑞香木), 산뽕나무, 민들레, 땅두릅, 갯방풍, 금잔화 등도 효과가 있습니다.

이같은 재료를 사용한 약탕수의 온도는 체온보다 2~3도가량 높은 온도를 유지하는 것이 좋으며, 이처럼 따스한 물 속에 몸을 느긋이 담그고 있으면 자신의 눈을 의심할 정도로 신비로운 효과를 체험할 수가 있습니다.

감기증세에 효험이 있는 약탕

전나무탕

기침을 가라앉히며, 기관지 염증에 효험이 있는 전나무탕
은 독일사람의 전통적인 목욕법이다

전나무는 전나무과에 딸린 늘푸른 큰키나무입니다.

표고(標高) 100~1400미터의 산지에서 자라는데 키는 20~30
미터 가량이고 나무껍질은 잿빛을 띤 갈색에 작은 비늘이 돋아 있
는 곧은 나무입니다.

봄에 꽃이 피고 가을에는 녹갈색의 솔방울처럼 생긴 열매를
맺습니다. 우리나라, 일본, 만주, 유럽, 북부 등지에 분포되어 있습
니다.

전나무에는 방향성(芳香性)이 있는 정유(精油) 외에 수지(樹
脂), 비타민 A 및 C를 함유하고 있을 뿐만 아니라, 혈행을 촉진시
키는 작용까지 해주어 이 전나무 재료를 넣은 약탕은 몸을 내부까
지 덥게 해주며 특히 감기와 기관지 염증에 효과가 있습니다.

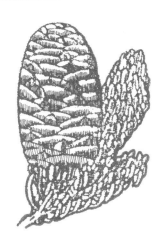

산림(山林)의 나라라고 일컬어지는 독일에서는 감기에 걸린 사람이 즐겨 이 전나무욕을 하는 것이 거의 습관화되고 있습니다.

전나무탕의 이용법

1회용 사용량으로서 전나무끝가지 20센티미터 가량을 두 개 잘라 적당한 크기로 잘게 토막을 내어 냄비에 넣고 20분 정도 끓입니다. 그런 다음 그 물을 욕조의 욕수와 섞어 미지근한 상태의 온수에서 느긋이 목욕을 합니다.

감기증세에 효험이 있는 약탕

노송나무탕

기침을 멎게 하며 가래를 없애 준다. 감기예방 외에 류머티즘, 요통에도 좋다

노송나무는 편백과(扁柏科)에 딸린 늘푸른 큰키나무입니다.

키는 30~40미터에 이르며 나무둘레는 5미터에 달하는데 나무껍질은 붉은 갈색을 띠고 있습니다. 그리고 작은 비늘 모양의 잎이 가지에 빽빽이 돋아 있습니다.

구과(毬果)는 10월경이 되면 녹색 빛깔이 적색으로 변하여 영글어져갑니다.

노송나무에는 정유, 수지, 비타민 C 등의 성분이 함유되어 있으며, 혈행 촉진의 효능이 있어 기침이나 가래를 없애 주는 한편 인후통을 완화시켜 줍니다.

특히 감기 초기증상에 효과가 있는데 체내의 중심부로부터 몸을 따뜻하게 해주며, 류머티즘이나 신경통, 요통, 통풍 등의 통증

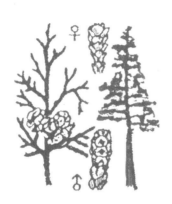

을 완화시켜 주는 한편 어깨결림, 타박상, 발목접질러진 곳에도 효험이 있습니다.

　또 노송나무와 비슷한 성질을 지닌 종비나무에도 이와 똑같은 성분이 함유되어 있어 종비나무 약탕도 동일한 증상에 이용될 수 있습니다.

노송나무탕의 이용법

　1회용 분량으로서 가지 끝부분 20센티미터 가량을 두세 개 잘라 그것을 적당한 크기로 토막을 내어 20분 정도 냄비에 끓인 다음 그 물을 욕수에 섞어 그 물로 목욕을 합니다. 봄에서 초여름에 걸쳐 신생줄기만을 골라 약재로 사용하는 것이 좋습니다.

감기증세에 효험이 있는 약탕

낙엽송탕

기침과 인후통을 완화시켜 주며 감기도 예방해 준다. 신
경통, 류머티즘, 요통에도 효과가 있다

낙엽송은 전나무과에 딸린 갈잎 큰키나무인데 키는 20미터에
이르고 직경이 1미터 가량됩니다.

잎은 바늘 모양으로 생겼으며 5월에 수꽃과 암꽃이 한 나무
에 피는데, 수꽃 이삭은 긴 길둥근 모양이고 암꽃 이삭은 넓은 알
모양을 하고 있습니다. 구과(毬果)는 달걀색을 띠고 있으며 9~10월
경에 익습니다.

낙엽송에는 정유, 수지, 호박산(琥珀酸) 등의 성분이 함유되
어 있는데 속명(屬名)을 나타내는 학명(學名)의 'Larix'는 수지라는
의미로서 수지성분이 많아 테레빈유를 다량 추출해 낼 수 있습니
다.

이같은 성분 때문에 인체의 혈행 촉진과 보온작용이 뛰어난데

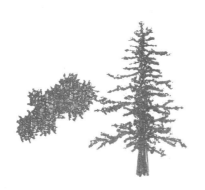

다가 살균작용까지 공유하고 있어 기관지의 염증이나 기침, 인후통, 가래의 제거 등에 효과가 큽니다. 이 뿐만이 아니라 류머티즘, 신경통, 통풍, 요통, 견통 등의 통증을 완화시켜 주며 어깨결림, 타박상, 발목 접질러진 데에도 효험이 있습니다.

낙엽송탕의 이용법

1회용 분량으로서 가지 끝부분을 30센티미터 길이로 서너 개 잘라내어 이것을 잘게 토막지어 냄비에 20분 가량 끓인 다음 그 물을 욕수에 섞어 목욕을 합니다.

감기증세에 효험이 있는 약탕

 유자탕

> 보온효과가 뛰어나 감기예방이나 냉증에 꼭 권하고 싶은 전통적인 약탕이다

유자나무는 운향과에 딸린 늘푸른 큰키나무인데 다른 감귤류와 달리 약간 추운 지방에서도 자랍니다.

높이는 3~4미터 정도이고 가지에는 가시가 돋아나 있으며, 잎은 긴 달걀 모양을 하고 있는데 잎꼭지에 날개가 달려 있습니다.

초여름에 희고 작은 다섯잎꽃이 잎겨드랑이에 피어나고, 직경 4~7센티미터의 동글납작한 열매가 겨울에 누렇게 익습니다.

유자에는 리모넨, 시트랄, 나린긴, 폰실린 등의 정유성분과 구연산, 비타민 C 등을 함유하고 있어 유자탕 목욕을 하면 신체의 혈행이 촉진되고 탁월한 보온, 온열효과를 기대할 수가 있습니다.

예로부터 동짓날에 유자탕을 끓여 목욕을 하는 풍습이 있는데 기침, 인후통, 오한, 두통 등 감기증세는 물론 류머티즘, 신경통,

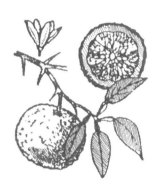

냉증, 불면증, 피로회복 등에 폭넓은 효능을 발휘합니다.

유자탕의 이용법

1회용 분량으로서 유자 5~6개를 준비한 후 이것을 둥글게 썰어 욕수에 띄웁니다.

이 밖에도 유자를 우묵한 용기에 담아 뜨거운 물(약 한 되 : 1.8리트르)을 부어 20분 정도 익힌 다음 그것을 짜서 욕수에 섞어 목욕을 합니다. 찌꺼기는 자루에 넣어 욕조 안에 넣어 둡니다.

감기증세에 효험이 있는 약탕

귤탕

감기예방과 아름다운 피부를 만드는 데 효과가 커 여성들
이 즐겨 애용한다

귤나무는 운향과 귤나무류에 딸린 광귤나무인데 여름귤나무,
귤나무, 온주귤나무 따위를 두루 이르는 말입니다.

늘푸른 작은 큰키나무로서 높이는 3~5미터 가량이고, 따뜻
한 지방에서 과수(果樹) 또는 관상용으로 널리 재배되고 있습니다.

열매는 둥근 액과(液果)로서 익으면 노래지며 그 맛이 새큼
달큼하고 독특한 향을 지니고 있습니다.

귤껍질을 익기 전에 말린 것을 '청피(靑皮)', 익은 후에 말린
것을 '진피(陳皮)'라고 말하는데 그것들은 모두 한약재로 쓰여지고
있습니다.

특히 진피는 감기나 기침을 멎게 하며 건위(健胃) 등의 약재
로 옛부터 사용되어 왔는데 그 까닭은 귤껍질에는 리모넨이라는

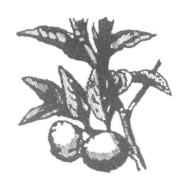

정유성분이 풍부히 함유되어 있어서 혈행 촉진작용이 탁월하기 때문입니다. 그래서 귤탕에서 목욕을 하면 체내 중심부로부터 더워지기 시작하여 감기는 물론 신경통, 류머티즘, 요통, 냉증까지 폭넓게 효과를 미칩니다. 그리고 구연산과 비타민 C 성분에 의해 보다 아름다운 피부를 만들어 줍니다.

귤탕의 이용법

1회용 분량으로서 20개분의 귤껍질을 준비해 둡니다. 이것을 가제나 헝겊주머니에 넣어 욕조물에 담궈 두었다가 그 물에서 목욕을 합니다.

이밖에도 건조된 진피 15개 가량을 썰어 헝겊주머니에 넣어 욕조 안에 넣기도 합니다.

감기증세에 효험이 있는 약탕

백목련탕

코막힘, 비염 등에 효험이 있는 천연 향수탕이다. 피로회복, 여성의 미용에도 좋다

백목련은 목련과에 딸린 갈잎큰키나무로서 키는 보통 4~5미터 가량이고 잎은 어긋맞게 나며 거꾸로 된 달걀 모양처럼 생겼습니다.

어린 잎은 뒷면에 잔 털이 나 있고 3월경에 잎보다 먼저 흰 종 모양의 향기 있는 꽃이 소담하게 핍니다. 열매는 갈색을 띠고 있으며 가을에 익습니다.

백목련꽃에는 시네올, 오이게놀, 시트랄, 카비콜, α피넨 등의 정유성분이 함유되어 있어, 백목련탕에서 목욕을 하면 콧물이나 코막힘, 두통 등의 감기증상과 비염, 스트레스, 불면증, 피로회복, 미용 등에 효험이 큽니다.

한방에서는 백목련의 꽃봉오리를 신이(辛夷)라고 부르는데

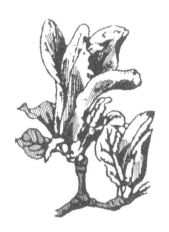

비염이나 두통, 치통 등의 치료재로 사용되고 있습니다.

　최근에는 백목련보다도 방향(芳香)이 약한 자목련(紫木蓮)의 꽃봉오리도 똑같은 목적으로 사용되고 있는데 효과는 똑같습니다.

백목련탕의 이용법

　꽃피는 계절에 꽃봉오리를 채집하여 통풍이 좋은 그늘에서 바삭바삭할 정도로 말립니다.

　1회용 분량으로서 백목련을 한 움큼 자루에 넣어 이것을 뜨거운 욕탕에 넣어 두었다가 그 물에서 목욕을 합니다.

감기증세에 효험이 있는 약탕

회향탕

가래를 삭혀 주며, 감기증세를 완화시켜 주는 동시에 신
경통, 류머티즘의 통증도 없애 준다

회향(茴香)풀은 미나리과에 딸린 두해살이풀입니다. 잎은 실
모양으로 서너 번 찢어졌는데 7월경에 꽃이 피고 길둥근 회향열매
를 맺습니다.

회향열매와 잎에는 아네톨, 에스트라골, 리모넨, α피넨 등의
성분이 함유되어 있어서 인체의 혈행 촉진, 보온, 발한, 진통 등의
작용을 해줍니다.

따라서 이 약탕에 들어가 목욕을 하면 기침이나 가래, 목의
통증, 두통 따위의 모든 감기증상과 냉증, 신경통, 류머티즘, 요통
등의 아픔도 완화시켜 주는 효과가 있습니다.

한편 회향유(茴香油)를 증류수에 섞어 가라앉힌 맑은 물을
회향수라고 하는데 이 물로써 구풍약(驅風藥), 점안료(點眼料) 등을

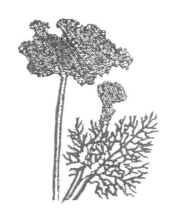

만들어 사용하기도 합니다. 회향유는 회향풀 열매에서 채취한 기름
이며 건위, 거담, 구풍, 교미약(矯味藥) 등으로 쓰여집니다.

회향탕의 이용법

　이 약탕에는 ①열매를 사용하는 방법, ②잎과 줄기를 사용하
는 방법, ③열매와 잎, 줄기를 섞어 사용하는 방법이 있습니다.

　열매는 9~10월경, 완전히 영글기 전에 이삭채로 채집하고,
잎과 줄기는 꽃피는 시기에 베어 각기 햇볕에 말립니다. 1회용 분
량으로서 두 움큼을 자루에 넣어 끓인 후 그 물을 욕수에 섞어 목
욕을 합니다.

감기증세에 효험이 있는 약탕

박하탕

해열작용과 살균작용이 뛰어나 감기를 비롯하여 냉증, 피로회복에 좋다

박하는 꿀풀과에 딸린 여러해살이풀인데 땅 속에 줄기를 뻗어 번식하며 줄기는 곧게 서고 모가진데다가 키는 50센티미터 안팎입니다.

잎은 긴 타원형으로 되어 있으며 잎자루는 짧게 마주나 있고 유선(油腺)이 많이 흩어져 있는데 여름에 엷은 자주색 또는 흰색의 작은 입술 모양의 꽃이 줄기 상부 잎겨드랑이에 윤상(輪狀) 꽃차례로 모여 피고, 열매는 수과(搜果)입니다.

박하 잎이나 줄기를 뜯으면 독특한 향기(박하향)를 발산하는데 방향성 정유분의 멘톨을 많이 함유한 까닭입니다.

또 박하에는 이소멘튼, 멘튼, 피넨, 리모넨 등의 정유성분이 있어서 진통, 살균, 해열, 발한 등의 작용을 합니다.

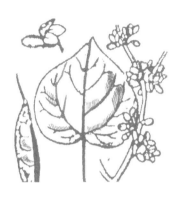

이 때문에 박하탕에서 목욕을 하면 기침이나 가래, 목의 통증이나 염증, 발열, 두통, 냉증, 정신불안, 피로회복 등에 좋은 약효를 얻을 수 있습니다.

박하탕의 이용법

8~10월경, 꽃이 핀 상태에서 몸통 전부를 잘라내어 햇볕에 말린 뒤 잘게 썰어 보관합니다.

1회용 분량으로서 두 움큼을 자루에 넣어 냄비에 15~20분 정도 끓인 다음 그 물과 자루를 욕탕에 넣고 목욕을 합니다.

감기증세에 효험이 있는 약탕

고추탕

> 발한작용과 진통작용이 뛰어나 감기, 냉증, 신경통, 류머티즘에 효과가 있다

고추는 가지과에 딸린 한해살이풀인데 열대 아메리카 원산으로서 밭에 심어 가꿉니다.

키는 60~90센티미터 가량으로서 가지가 많이 갈라지고 잎은 길둥글며 끝이 뾰족합니다.

여름에 다섯 갈래로 찢어진 흰 통꽃이 피고, 열매는 장과(漿果)로서 길둥글게 생겼는데 열매가 익어가면서 서서히 빨간색으로 변하며 껍질과 씨는 매우 맵습니다. 익은 열매는 조미료로 쓰여집니다.

고추의 매운 성분에는 카프사이신, 다이도로카프사이신 등이 함유되어 있는데 이들 성분들은 혈관을 확장시켜 혈액순환을 촉진시키는 작용과 아울러 항균작용을 합니다.

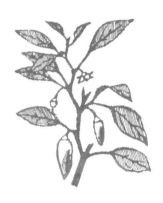

이 때문에 고추탕은 인체 내부의 중심부로부터 몸을 덥게 해 주어 감기 외에 냉증, 신경통, 류머티즘, 요통 등에 효과가 큽니다.

고추탕의 이용법

1회용 분량으로서 약간의 고추와 건조된 귤껍질 2개를 잘게 썰어 자루에 넣어 끓인 후 그 물을 욕수에 섞어 목욕을 합니다.

특히 피부에 미치는 자극이 강해 어린이나 피부가 약한 분들은 삼가는 것이 좋습니다.

감기증세에 효험이 있는 약탕

생강탕

발한작용이 뛰어나 감기 및 냉증에도 큰 효험이 있다

생강은 새앙과에 딸린 여러해살이풀인데 키는 30~50센티미터 가량이고 줄기는 '양하(蘘荷)'와 비슷합니다.

잎은 두 줄로 어긋맞게 나 있으며 버들잎 모양으로 갸름한데다가 잎 밑은 칼집처럼 되어져 줄기를 싸고 있습니다.

보통 꽃이 피지 않지만 따뜻한 곳에서는 땅 속 줄기에서 20센티미터 가량의 꽃줄기가 나와 황록색의 잔꽃이 이삭 꽃차례로 핍니다.

생강 뿌리에는 매운 성분인 징게롤을 비롯하여 징기베롤, 시트럴, 칸펜, 리나롤, 보르네올 등의 정유성분이 함유되어 있어서 혈액순환을 촉진시키거나 신진대사기능을 개선시켜 주는 작용을 합니다.

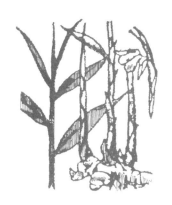

한방에서는 생강을 예로부터 감기나 건위, 해독, 구토를 진정시키는 약재로 사용하고 있습니다.

이 생강을 이용한 약탕은 보온효과와 진통효과 그리고 살균효과가 뛰어나 기침, 인후통, 기관지염, 두통, 오한, 냉증, 신경통, 요통, 근육통, 류머티즘, 피로회복, 불면증에 효험이 있습니다.

생강탕의 이용법

1회용분 용량으로서 40~50그램을 강판으로 갈아 그 즙을 짜서 욕수에 혼합시켜 그 물에서 목욕을 합니다. 또는 배(倍) 정도의 생강을 얇게 썰어 자루에 넣어 더운 욕탕에 넣고 목욕을 하면 상당한 효과를 거둘 수가 있습니다.

피부염증에 잘 듣는 약탕

피부염증에 탁월한 효험이 있는 약탕에는 대략 다음과 같은 것들이 있습니다.

복숭아나무탕, 회화나무탕, 비파나무잎탕, 밤나무잎탕, 버드나무잎탕, 무화과나무잎탕, 예덕나무잎탕, 고추나물탕, 질경이탕, 멸(삼백초)탕, 우엉탕, 파래탕, 표고버섯탕, 백반탕

이상의 약탕은 땀띠, 여드름, 거칠어진 살갗, 동상, 창상, 찰과상, 손발 튼 데, 습진 등 피부질환 등으로 고생하는 사람에겐 수축, 지혈, 살균, 소염, 피부의 대사기능을 갖고 있어 효과가 큽니다.

이같은 약탕의 재료 이외에 상수리나무, 팽나무, 식나무, 개오동나무, 털머위, 등골나무, 오이풀, 쇠뜨기, 연꽃, 메밀 등이 추가될 수 있습니다

특히 유의해 둘 것은 환부의 염증이 심할 경우는 의사(한방의나 신의)의 지시에 따라 약탕을 이용하는 것이 바람직합니다.

피부염증에 잘 듣는 약탕

 복숭아나무탕

> 땀띠, 습진, 벌레 물린 데, 독기로 부어 오른 곳, 여드
> 름, 타박상까지도 잘 듣는 전통적인 약탕

복숭아나무는 앵도과에 딸린 갈잎 중키나무인데 원산지는 중
국이며 키는 3미터 가량됩니다.

잎은 어긋맞게 나 있으며 피침형인데다가 잎가에 뭉툭한 톱
니가 있습니다.

4월에 흰빛 또는 분홍빛의 다섯잎꽃이 잎겨드랑이에 한 개
또는 두 개씩 잎보다 먼저 피고, 열매는 '복숭아'라고 말하는데 7~
8월경에 누른빛, 분홍빛으로 익습니다.

한방에서는 이 복숭아의 씨를 도인(桃仁)이라고 이름 붙여
파혈(破血), 어혈, 해소, 변비 등의 약재로 사용하고 있으며 복숭아
의 꽃 역시도 약재로 쓰여지고 있습니다.

그리고 예로부터 여인들이 복숭아잎을 끓여 그 물에 목욕하

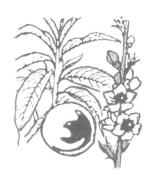 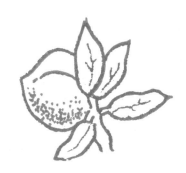

는 습관이 있었는데 복숭아잎에는 프라보노이드, 타닌, 니트릴 배당체(配糖体) 등이 함유되어 있어 여름에 흔히 발생하는 땀띠나 습진, 피부병, 벌레 물린 데에 잘 들을 뿐만 아니라 미용 효과에도 좋습니다.

이 밖에도 타박상, 치질에도 효험이 있습니다.

복숭아나무탕의 이용법

1회용 분량으로서, 복숭아잎 30~40장을 채취하여 자루에 넣어 냄비에 15~20분 정도 끓인 다음 그 즙과 자루를 함께 욕조에 넣고 그 물에서 목욕을 합니다.

피부염증에 잘 듣는 약탕

회화나무탕

지혈작용, 항염작용을 해주어 창상, 찰과상 및 치질에 효과가 있다

회화나무(槐木)는 콩과에 딸린 갈잎 큰키나무로서 키는 7~10미터에 이릅니다.

잎은 깃꼴겹잎인데 작은 잎은 달걀 모양을 하고 있으며 가장자리에는 톱니가 없습니다.

8월경에 황백색 꽃이 복총상(複總狀) 꽃차례로 가지 끝에 피며, 염주 모양의 협과(莢果)는 10월경에 익습니다.

목재는 가구재로 쓰이며 꽃과 열매는 약재로 사용되고 있습니다.

회화나무는 천연기념물로 지정되고 있는데 인천 신현동의 것은 제315호로, 부산 괴정동의 것은 제316호로, 당진 송산면의 것은 제317호, 월성 안강읍의 것은 제319호로 지정되어 있습니다.

회화나무에는 루친, 트리텔펜, 카엔페롤 등이 함유되어 있으며 지혈, 항염 그리고 모세관의 유연화 작용이 있습니다. 따라서 회화나무 약탕에서 목욕을 하면 창상, 찰과상 등을 비롯하여 치질, 여드름 등 피부나 점막 염증에 효과가 있습니다.

한방에서는 회화나무의 꽃봉오리를 괴화(槐花), 잎을 괴엽(槐葉), 열매를 괴각(槐角), 뿌리를 괴근(槐根), 어린 줄기를 괴지(槐枝)라고 부르는데 이것들은 주로 지혈약으로 쓰여집니다.

회화나무탕의 이용법

6~7월경에 꽃봉오리가 붙어 있는 가지와 잎을 함께 채취하여 햇볕에 말려 잘게 토막을 내어 사용합니다.

1회 사용량으로서 두 움큼을 냄비에 넣고 20분 정도 삶습니다. 그리고 나서 다린 물을 욕수에 섞은 후 그 물에서 목욕을 합니다.

피부염증에 잘 듣는 약탕

비파나무잎탕

땀띠, 습진, 옻, 거친 피부, 살갗 튼 데, 동상 그리고
아름다운 피부만들기에 효과가 있다

비파(枇杷)나무는 장미과에 딸린 늘푸른 큰키나무로서 높이
는 보통 10미터 가량됩니다.

잎은 크고 길둥근 모양인데다가 잎가에는 톱니가 있으며, 뒤
쪽에 갈색의 털이 나 있습니다.

늦가을에 향기가 있는 누르스름한 흰 다섯잎꽃이 복총상(複
總狀) 꽃차례로 가지 끝에 여러 송이 피고, 장과(漿果)는 이듬해 첫
여름에 노랗게 익습니다. 열매는 식용 또는 술을 빚는 데 사용되며
잎은 학질, 구토 따위의 약재로 쓰입니다.

비파의 잎에는 비타민 B17 등, 세포의 활성화 및 소염 등의
작용을 하는 성분이 함유되어 있으며, 이 비파나무잎탕에서 목욕을
하면 땀띠, 습진, 옻, 거칠어진 피부, 여드름, 동상, 살갗 튼 데에 효과

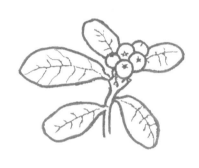 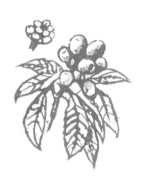

가 있습니다.

특히 비파나무잎탕은 여성들의 피부를 매끄럽고 아름답게 해 주는 작용을 하기 때문에 인기가 높습니다.

비파나무잎탕의 이용법

비파나무의 잎은 일년 내내 채취할 수가 있습니다. 햇볕에 말려 보관하려면 여름철에 잎을 채취하는 것이 좋습니다.

목욕을 위해 사용하는 1회용 분량은 건조된 잎 10매 가량이 적당한데 이것을 잘게 썰어 자루에 넣은 후 냄비에 넣고 끓여 그 물을 욕수에 섞어 목욕을 합니다.

피부염증에 잘 듣는 약탕

밤나무잎탕

지혈작용이 있으며 창상, 찰과상, 동상 외에 옻, 땀띠 등
피부염에 좋다

밤나무는 너도밤나무과에 딸린 갈잎 큰키나무인데 키는 5~
15미터쯤 되고, 나무껍질은 암갈색이며 해묵은 나무기둥은 세로로
죽죽 갈라져 있습니다.

잎은 마주나고, 갸름한 피침형으로 되어 있으며 뾰족한 톱니
가 있습니다.

꽃은 5~6월경에 이삭 모양으로 피는데 긴 꽃이삭에는 수꽃
이, 그 기부(基部)에는 암꽃이 각각 따로 붙어 피며 특유한 향기를
풍깁니다.

열매는 견과(堅果)인데 이것을 '밤'이라고 부르며 9~10월경에
익고 가시가 많이 난 밤송이와 삽피(澁皮) 속에 싸여 있습니다.

밤나무잎과 수피(樹皮), 그리고 밤송이에는 타닌과 쿠에르세

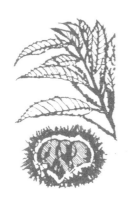 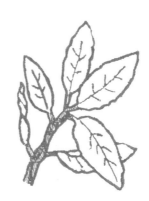

틴이 다량으로 함유되어 있어서 지혈이나 소염작용을 해줍니다. 그래서 이 약탕에서 목욕을 하면 칼에 베인 상처나 찰과상, 화상, 옻, 습진, 부스럼, 땀띠 등 피부병 전반에 걸쳐 효험이 있습니다. 특히 수족 마비증상에도 좋습니다.

밤나무잎탕의 이용법

약탕재로는 밤나무잎과 껍질 외에 밤송이까지도 사용됩니다. 잎은 한 여름철에, 껍질과 밤송이는 밤이 떨어지는 가을에 채취하여 햇볕에 말립니다.

1회용 분량으로는 잎과 껍질 두 움큼, 밤송이의 경우는 10개 분을 냄비에 넣고 20분 정도 끓인 후 욕수와 혼합하여 목욕을 합니다.

피부염증에 장 듣는 약탕

버드나무잎탕

통풍(제왕병), 류머티즘의 통증을 완화시켜 주는 약탕이다

버드나무는 북반구의 온대지방에 널리 분포하는 버들과에 딸린 갈잎 큰키나무인데 전세계에 약 300종이 있는 것으로 알려져 있습니다. 우리나라에서 흔히 볼 수 있는 나무입니다.

잎은 어긋나고 긴 타원형으로 되어 있고 끝이 뾰족한데다가 잔 톱니가 나 있습니다. 가늘고 긴 가지는 축 늘어져 있으며 암수가 딴 그루이며 4월경에 암자색 꽃이 잎보다 먼저 핍니다.

달걀 모양을 한 삭과(蒴果)는 버들개지라는 이름으로 불리워지며 4~5월경에 익고 두 개로 찢어져 흰 솜털로 된 씨가 바람에 날려 사방으로 흩어집니다.

한방에서는 이 수양버드나무의 줄기를 유지(柳枝), 잎을 유엽

(柳葉), 껍질을 유백피(柳白皮)라고 부르는데 소염, 진통, 해독 등의 약재로 사용되고 있습니다.

수양버드나무에는 진통과 해열 작용을 하는 살리신 배당체(配糖体)를 다량으로 함유하고 있을 뿐만 아니라 수축이나 살균 작용을 하는 성분을 갖고 있어 이 약탕에서 목욕을 하면 통풍, 류머티즘, 요통, 신경통 등의 통증을 완화시켜 주는 동시에 외상 등 피부표면의 염증, 감기증세까지도 효과가 있습니다.

버드나무잎탕 목욕은 유럽인들도 즐겨 애용하고 있습니다.

버드나무잎탕의 이용법

잎이 붙어 있는 상태의 줄기를 잘라 햇볕에 말려 잘게 토막을 낸 다음 1회용 분량으로서 세 움큼을 냄비에 끓여 욕수에 섞어 목욕을 합니다.

피부염증에 잘 듣는 약탕

무화과나무잎탕

부스럼, 종기, 찰과상, 창상, 여드름, 부스럼 등에 효과
가 있다

무화과나무는 뽕나무과에 딸린 갈잎 떨기나무인데 키는 3미
터 가량이고 나무껍질은 매끈하고 회록색을 띠고 있습니다.

잎은 넓은 손바닥 모양을 하고 있는데 3~5갈래로 찢어져 있
으며 봄, 여름철에 연붉은 단성화(單性花)가 피고 둥근 알 모양의
화낭(花囊) 속에, 수꽃은 위쪽에 암꽃은 아래쪽에 위치하여 잘 보이
지 않습니다.

열매는 은화과(隱花果)인데, 가을에 암자색으로 익고 가지와
잎을 꺾으면 젖 모양의 흰 액체가 나옵니다.

무화과잎에는 단백질을 분해하는 효소인 프록크린 및 크마린
배당체의 성분이 함유되어 있어서 피부에 윤기와 유연성을 주며,
염증을 가라앉히는 작용을 합니다. 이 때문에 무화가나무잎탕에

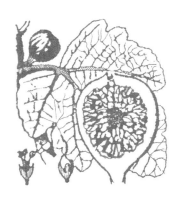

서 목욕을 하면 치질을 비롯하여 부스럼, 종기, 찰과상, 거친 피부에 효과가 큽니다.

특히 치질에는 뛰어난 효험이 있습니다.

무화과나무잎탕의 이용법

1회용 분량으로서 무화과나무잎 15장 가량을 적당한 크기로 잘라 냄비에 넣고 20분 정도 끓인 다음 그 물을 욕수에 섞어 목욕을 합니다.

만일 치질이 목적이었을 때에는 반신욕이 좋습니다.

피부염증에 잘 듣는 약탕

예덕나무잎탕

종기, 부스럼, 벌레 물린 곳, 찰과상, 피부에 생긴 상처, 여드름에 효과가 있다

예덕나무는 깨풀과에 딸린 갈잎 작은 큰키나무인데 잎은 달걀 모양 또는 마름모꼴입니다.

6월경에 녹황색 꽃이 원추 꽃차례로 가지 끝에 피고, 삭과에는 가시가 돋아 있으며 10월경에 익고 3개의 자흑색 열매가 열립니다.

주로 산기슭이나 골짜기에 나는데 우리나라에서는 전남북, 경남, 충남, 제주에서 볼 수 있으며 일본, 대만, 중국 등지에도 분포되어 있습니다.

열매는 물감재료로 쓰이며 재목도 상자재(箱子材), 땔감, 가구재로 쓰입니다.

한방에서는 예덕나무껍질을 야오동(野梧桐)이라는 생약명으

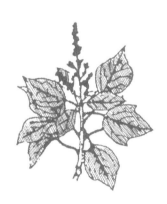

로 불리고 있는데 소염이나 진통제로 위나 십이지장 궤양의 치료제로 사용되고 있습니다.

　　민간에서는 예로부터 예덕나무잎을 외용약(外用藥)으로 종기나 부스럼 등에 사용해 왔습니다.

　　예덕나무 잎과 껍질에는 타닌이나 이소크말린이 함유되어 있어서 이 약탕에서 목욕을 하면 창상, 찰과상, 타박상, 부스럼, 종기, 여드름, 화상 등에 효과가 있습니다.

예덕나무잎탕의 이용법

　　여름철에 잎과 나무껍질을 채집하여 햇볕에 말립니다.

　　1회용 분량으로서 두 움큼을 자루에 넣어 냄비에 끓인 다음 욕수에 섞어 목욕을 합니다.

피부염증에 잘 듣는 약탕

고추나물탕

지혈, 소염작용에 뛰어나며 피부가 염증으로 부어 오른 곳, 습진, 부스럼에도 효과가 있다

고추나물은 물레나물과에 딸린 여러해살이풀인데 각지의 산과 들에 저절로 납니다.

키는 약 50센티미터 가량이고 갸름한 타원형에 여름철에 줄기 끝이나 잎겨드랑이 작은 가지에 노란 꽃이 다닥다닥 핍니다.

어린 잎은 식용으로 쓰이고 줄기와 잎은 신경통, 관절염에 사용됩니다.

고추나물을 한방에서는 작은 개나리라고 부르며 지혈, 수축, 소염, 진통 등의 작용이 있다고 해서 주로 창상, 타박상, 생리불순, 신경통, 류머티즘 등의 치료제로 쓰입니다.

고추나물의 성분은 타닌이나 히펠리신이 주가 되는데 이것을 끓인 약탕에서 목욕을 하면 창상, 찰과상, 염증으로 피부가 부어 오른 곳, 습진, 부스럼, 타박상, 여드름 등의 피부 손상이나 생리불순,

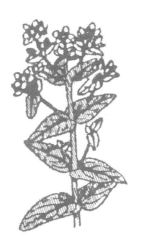

류머티즘, 신경통, 통풍, 요통 등에도 효과가 있습니다.

고추나물탕의 이용법

여름철에 꽃이 달린 몸통 전부를 채집한 다음 햇볕에 말려 이것을 잘게 썰어 보관해 둔 것을 사용합니다.

1회용 분량으로서 두세 움큼 자루에 넣어 10~15분 정도 끓인 다음 그 물과 자루를 욕조 속에 넣고 목욕을 합니다.

피부염증에 잘 듣는 약탕

질경이탕

부스럼, 염증으로 피부가 부어 오른 곳, 여드름, 이 밖에
비염, 거담에도 효과가 있다

질경이는 질경이과에 딸린 여러해살이풀인데 흔히 들이나 길
가에서 볼 수 있습니다.

잎은 긴 길둥근 모양이며 뿌리에서 모여나고 잎줄기가 길며
세로로 5~7줄의 잎맥이 뚜렷하게 보입니다. 6~7월경에 잎 사이로
부터 긴 꽃줄기를 내어 그 끝에 자잘한 흰 꽃을 피웁니다.

씨는 '차전자'라 하여 소염이나 이뇨제(利尿劑), 기침약으로
사용되며 어린 잎은 삶아서 식용으로 사용합니다.

질경이에는 배당체의 아우쿠빈, 프라보노이드의 프란타기닌
외에 점액다당류 등이 함유되어 있어서 뛰어난 소염작용을 해줍니
다. 따라서 이 약탕에서 목욕을 하면 창상, 찰과상, 부스럼, 부은 곳

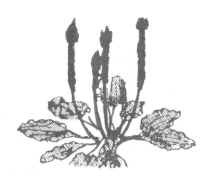

(염증으로 인한), 여드름, 벌레 물린 곳, 땀띠, 습진 등의 피부염증, 그리고 비염, 가래나 기침 제거, 기관지의 염증, 천식 등에도 효험이 있다고 합니다.

질경이탕의 이용법

여름철 꽃이 붙어 있는 상태에서 질경이 몸체 전부를 채취하여 햇볕에 말려 잘게 썬 것을 이용합니다.

1회용 분량으로서 두세 움큼을 자루에 넣어 삶은 후 그 물을 욕수에 섞어 목욕을 합니다.

피부염증에 잘 듣는 약탕

멸(삼백초)탕

창상, 부스럼, 여드름, 땀띠, 습진, 치질 등 피부염증의
만능탕이다

멸은 삼백초과에 딸린 여러해살이풀인데 산 속 그늘진 습기
많은 곳에 저절로 납니다.

키는 15~38센티미터 가량이고 잎은 마주나며 고구마잎과 비
슷합니다.

꽃은 담황색으로서 5~6월경 줄기 끝에 이삭 모양으로 피는
데 흰빛 네 조각의 포(苞)가 잔꽃 이삭을 받치고 있습니다.

잎과 줄기에서는 특이한 독취(毒臭)가 풍겨납니다. 그래서 한
방에서는 소중한 약재로 사용되는데 이것을 말려 이뇨제(利尿劑),
구충제로 쓰여지고 있습니다.

멸에는 쿠엘시트린, 이소쿠엘시트린이나 지방족(脂肪族), 알
데히드류가 함유되어 있어서 항균, 해열, 해독 등의 작용이 탁월합

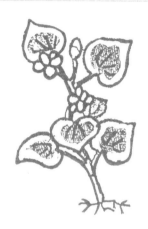

니다.

따라서 이 약탕에서 목욕을 하면 창상, 찰과상, 화상, 부스럼, 여드름, 땀띠, 습진, 벌레 물린 곳 등의 피부염증 및 치질, 무좀, 비염, 축농증, 냉증에 이르기까지 광범위하게 효험을 나타냅니다.

멸(삼백초)탕의 이용법

6월경 꽃이 달린 상태에서 멸을 채취하여 통풍이 잘되는 응달에 매달아 말립니다.

1회용 분량으로서 말린 멸을 가늘게 썰어 세 움큼 자루에 넣어 끓는 욕탕물에 넣어 두었다가 알맞은 온도에서 목욕을 합니다.

피부염증에 잘 듣는 약탕

우엉탕

창상, 부스럼, 여드름, 땀띠, 습진, 치질 등 피부염증의
만능탕이다

우엉은 엉거시과에 딸린 가꾸어 기르는 두해살이풀인데 키는
1~1.5미터 가량입니다.

줄기잎은 어긋매껴 나는데다가 뿌리잎은 뭉쳐나며, 크고 자
루가 길며, 심장 모양과 비슷하고, 잎 가장자리에는 톱니가 있는데
밑면은 흰 솜털 같은 것이 나 있습니다.

7월경에 가지가 갈라지고 옅은 자줏빛 또는 흰빛의 두상화
(頭狀花)가 핍니다. 꽃받침 조각은 끝이 굽어서 갈퀴 모양이며, 씨
는 우방자(牛蒡子)라 하여 터지지 않는 종기에 먹으면 종기가 터져
고름을 나오게 하는 효험이 있습니다.

우엉의 주성분은 이누린이며 이밖에도 타닌, 정유, 점액물질
등이 함유되어 있어서 탁월한 혈액정화 기능을 발휘합니다. 이 때

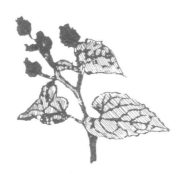

문에 유럽에서는 주로 외상(外傷), 습진, 여드름 등의 피부 트러블
이나 간장, 신장, 방광 등 배출을 관장하는 장기의 기능촉진제로 이
용되고 있습니다.

　　우엉은 이 밖에도 근육이나 관절의 염증에도 뛰어난 효과가
있습니다.

우엉탕의 이용법

　　봄철에 잎을 채집하여 햇볕에 말려 잘게 자른 것을 보관해
두었다가 이용합니다.

　　1회 사용량으로서 두세 움큼을 자루에 넣어 뜨거운 열탕에
15~20분 정도 담궈 두었다가 목욕을 합니다.

피부염증에 잘 듣는 약탕

파래탕

요오드(Jod)를 비롯하여 풍부한 미네랄을 함유하고 있어
서 피부염증 치료에 효능이 있다

　　파래는 파래과에 딸린 바다풀인데 민물이 섞여 드는 바다의
바위 등에 뭉쳐 자랍니다.

　　파래는 김처럼 넓죽하고 얇으며 가장자리는 물결 모양을 이
루고 있는데 늙어도 구멍이 생기지 않습니다.

　　색은 모두 푸르고 광택이 있으며, 길이는 약 18센티미터인데
우리나라의 남해안과 일본 동지나해에 분포되어 있습니다.

　　파래에는 아르긴산과 요오드를 비롯 칼륨, 철분, 불소 등의
미네랄 및 비타민 성분이 풍부하게 함유되어 있어서 이 약탕에서
목욕을 하면 신진대사가 촉진되어 피부조직이 활성화되고 따라서
외상, 습진, 화상 등의 피부염증에 좋은 효과를 나타냅니다.

　　특히 아토피성 피부염, 과민성 피부염에도 뛰어난 효과를 나

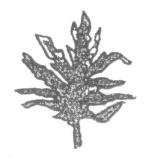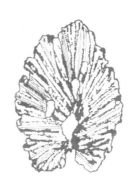

타냅니다.

한편 파래탕에서 지속적으로 목욕을 하면 여성의 피부는 윤기를 지니고 마침내 아름다운 피부를 만들어 줍니다.

파래탕의 이용법

바닷가에서 수거해 온 파래를 3일 정도 햇볕에 말렸다가 사용합니다.

1회용 분량으로서 한 포기를 뜨거운 욕탕에 넣어 두었다가 욕수가 갈색으로 변했을 때 목욕을 하면 됩니다.

피부염증에 잘 듣는 약탕

표고버섯탕

피부의 활성화를 촉진시키며 여드름, 거친 피부, 손발 튼 곳, 상처 등에 효과가 있다

표고버섯은 송이과에 딸린 버섯의 한 종류인데 밤나무, 떡갈나무 따위의 고목(枯木)에 기생(寄生)합니다.

줄기는 굵고 짧으며, 빛깔은 흰데다가, 삿갓은 넓고 짙은 자줏빛 또는 검은 밤빛을 띠고 있습니다.

표고버섯은 봄부터 가을에 걸쳐 나며 육질은 질기고 향기가 좋습니다.

사람들이 표고버섯탕에서 목욕을 한다면 의아해 할지 몰라도 표고버섯탕은 참으로 효험이 있는 약탕이라고 하겠습니다.

표고버섯 속에는 칼륨, 인(燐), 철, 나트륨 등의 미네랄이 많이 함유되어 있는데다가 비타민 B군(群)과 D도 풍부하게 들어가 있어서 피부의 활성화와 보온효과가 탁월하여, 이 약탕에 들어가

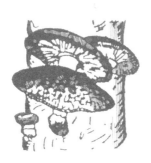 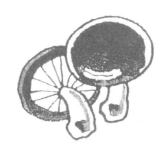

목욕을 하면 여드름, 살갗 튼 곳, 거칠어진 피부, 상처의 후유증 등 피부염에 효험이 있을 뿐만 아니라 감기예방과 피로회복에도 큰 효과가 있습니다.

표고버섯탕의 이용법

시골장터에서 값싼 표고버섯을 발견하면 즉시 그것을 구입하여 1주일 정도 햇볕에 말립니다.

1회용 분량으로서 말린 표고버섯 두 움큼을 잘게 썰어 자루에 넣어 이것을 자루채 뜨거운 욕수에 담궈 두었다가 목욕을 합니다.

피부염증에 장 듣는 약탕

백반탕

> 땀띠, 두드러기의 가려움증에 잘 들으며 목욕하고 난 후
> 의 청량감이 월등히 좋다

백반하면 옛 향수(鄕愁)와 추억에 사로잡히는 할머니 또래의
여성들이 많을 것입니다. 그 까닭은 이들이 어렸을 때 여름철 무더
운 밤에 친구들과 어울려 담장 밑에 핀 봉선화 꽃잎을 따다 짓이겨
그것으로 손톱에 빨간물을 들인 기억일 것입니다.

그런데 여기에는 필수적으로 백반이 들어 가야만 빛깔을 아
름답게 낼 수가 있습니다.

백반(명반)은 황산알루미늄 수용액(水溶液)에 황산칼륨 수용
액을 더했을 때 석출(析出)되는 정팔면체의 무색 결정체입니다.

물에 잘 녹으며 떫은 맛이 나고, 수렴성(收斂性)이 있어 가죽
의 무두질, 식품의 가공, 의약품, 물의 정화제, 사진정착제 등에 쓰
여지고 있습니다.

백반에는 앞서 말한 수렴작용이 있어 백반을 녹인 물에서 목욕을 하면, 두드러기(음식물에 의한 것이나, 기온이나 기후에 의한 두드러기까지)에 의한 피부의 가려운 증세나 압박성·접촉성의 피부염에 수반한 가려움증이 진정되는 외에 땀띠에도 효험이 있습니다.

또한 이 백반탕은 체온의 발산을 촉진시키기 때문에 목욕을 마치고 난 후의 청량감이 뛰어나 더위를 타는 사람이나 땀을 많이 흘리는 사람에게는 스트레스 해소에도 큰 도움이 됩니다.

백반(명반)탕의 이용법

1회용 분량으로서 한 움큼의 백반을 욕수에 넣어 잘 저어 녹인 다음 그 물에서 목욕을 합니다.

다만, 이 때 욕수의 온도를 체온보다 2~3도 가량 높은 미지근한 상태로 하고 느긋이 목욕을 즐기는 것이 좋습니다.

몸과 마음의 긴장을 풀어 주는 약탕

몸과 마음의 긴장을 풀어 주는 약탕에는 다음과 같은 것이 있습니다.

노송나무탕, 노간주나무탕, 모과탕, 양하탕

불면, 두통, 히스테리, 신경과민, 초조 등의 정신적 피로에는 진정작용이 가능한 성분이나 방향(芳香)성분을 함유한 재료를 사용하는 약탕이 효과를 발휘합니다.

또 향기와 욕수의 빛깔이 마음을 안정시키는 큰 역할을 하기 때문에 방향제(芳香劑)나 색소(色素) 등을 사용하되 가급적 자신의 취향에 맞는 재료를 선택하는 것이 좋습니다.

약재로는 앞에서 언급한 것 외에 히말라야삼목(杉木), 솔송나무, 나한백(羅漢栢), 화백나무, 측백나무, 비자나무, 죽백나무, 금계(金桂)꽃, 제라늄, 산딸기 등도 적합합니다.

몸과 마음의 긴장을 풀어 주는 약탕

노송나무탕

스트레스 해소, 불면증, 노이로제에 효험이 있을 뿐만 아니라 신경통, 류머티즘에도 효과가 있다

노송나무는 편백과(扁柏科)에 딸린 늘푸른 큰키나무인데, 키가 30~40미터이고 나무둘레가 5미터에 이릅니다.

나무껍질은 붉은 갈색이고 길이로 잘 찢어지며, 작은 비늘 모양의 잎이 가지에 빽빽이 돋아나 있습니다.

암수한그루로서 봄철에 가지 위에 단성(單性)의 작은 꽃이 피고, 구과는 10월경에 녹색이 적색으로 변하여 익는데 목재는 좀 희누런빛을 띠며 나뭇결이 몹시 고우면서도 물에 견디는 힘이 강해 용도가 매우 다양합니다.

노송나무에는 정유성분이 많이 함유되어 있으며 이 노송나무 약탕에서 목욕을 하면 정신의 안정과 보온 등의 작용에 의해 스트레스 해소, 불면증, 노이로제, 피로회복 등에 효험이 있을 뿐만 아니

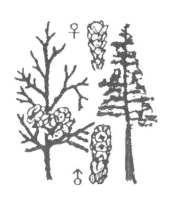

라 신경통, 류머티즘, 요통, 어깨결림 등에도 효과가 좋습니다.

노송나무탕의 이용법

1회용 분량으로서 20센티미터 길이의 가지 끝줄기 5~6개를 채취하여 잘게 토막을 낸 다음, 냄비 속에 넣고 15분 가량 끓여, 이 물을 욕수에 섞어 목욕을 합니다.

노송나무 외에 측백나무, 나한백(일본 특산의 상록교목) 등도 약탕재로 쓸 수 있습니다.

몸과 마음의 긴장을 풀어 주는 약탕

노간주나무탕

스트레스 해소, 불면증 해소, 해열작용 등이 있어 감기,
류머티즘, 통풍 등에도 좋다

노간주나무는 향나무과에 딸린 늘푸른 바늘잎 큰키나무인데
키는 1~10미터 가량이고 잎은 가시 모양을 하고 있으며 세 개씩
돌려 붙어 있습니다.

나무는 암수딴그루이며, 5월경에 녹갈색의 꽃이 피고, 검은
자줏빛의 동그란 열매를 맺습니다.

이 노간주나무에는 α피넨, 리모넨, 밀루센, 시멘 등의 성분이
함유되어 있어서, 한방을 비롯 유럽의 민간요법으로 감기나 류머티
즘, 통풍 등에 널리 사용되고 있습니다.

이 약재를 약탕에 이용하면 상쾌한 방향(芳香)과 아울러 정
신을 안정(安靜)시켜 주어 스트레스 해소, 피로회복, 불면증 등에
큰 효험이 있습니다.

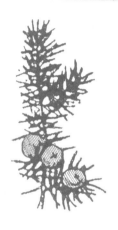

또 같은 성분을 지니고 산 속에서 자라는 노간주나무와 해변에서 자라는 노간주 나무도 모두 약탕재로 사용할 수가 있습니다.

노간주나무탕의 이용법

1회용 사용량으로서 20센티미터 길이의 줄기 끝 가지 4~5개를 잘라 적당한 크기로 토막을 냅니다. 그런 다음 이것을 냄비에 넣고 20분 정도 끓인 뒤 이 물을 욕수에 섞어 목욕을 합니다.

몸과 마음의 긴장을 풀어 주는 약탕

 모과탕

스트레스 해소, 불면증, 피로회복 이외에 아름다운 피부 만들기에 효과가 있다

모과나무는 능금나무과에 딸린 갈잎 큰키나무로서, 키는 약 6미터 가량이고 나무껍질은 해마다 벗겨지는데, 줄기에는 녹갈색의 구름 무늬가 있습니다.

잎은 어긋맞게 나 있고 끝이 뾰족한 길둥근 모양에다 잔 톱니가 있습니다.

4월경에 연붉은 다섯잎꽃이 가지 끝에 하나씩 피며, 동글동글하거나 길둥근 모양의 큰 이과(梨果)에는 향기가 나며 가을에 노랗게 익습니다.

모과나무열매(모과)는 살이 단단하고 맛이 신데다가 수분이 적고 딱딱해서 날 것으로 먹기가 어렵고 주로 술을 빚거나 잼(jam)을 만드는 데 사용되지만 한방에서는 약재로 사용합니다.

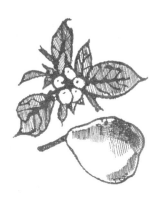

특히 모과에는 사과산과 구연산이 많이 함유되어 있어서 예로부터 기침이나 목아픈 데 이용되는 한편 강장제로서도 쓰여지고 있습니다.

이 밖에도 모과는 감기예방, 피로회복, 미용 등에 효험이 있는 약탕재로 활용되고 있습니다.

모과탕의 이용법

1회용 분량으로서 큰 모과일 경우는 한 개, 작은 것일 경우는 두 개를 1센티미터 두께로 둥그렇게 잘라 이것을 더운 욕수에 띄우고 그 물에서 목욕을 합니다.

몸과 마음의 긴장을 풀어 주는 약탕

양하탕

불면증, 스트레스, 이 밖에도 동상, 가려움증을 진정시켜
준다

양하(蘘荷)는 생강과에 딸린 여러해살이풀인데 줄기의 높이
는 50~100센티미터 가량이고, 뿌리줄기는 살이 많고 땅 속에서 옆
으로 뻗어 있습니다.

잎은 두 줄로 어긋맞게 나며, 길이는 20~35센티미터 가량의
버들잎 모양을 하고 있습니다.

그리고 7~8월경에 누르스름한 꽃이 이삭 형태의 꽃차례로
피는데 특이한 향기가 있어 어린 잎과 땅속줄기, 꽃이삭을 향미료
로 사용하거나 먹기도 합니다.

양하의 뿌리에는 α피넨을 비롯하여 정유성분이 함유되어 있
어서 동상이나 가려움증, 류머티즘, 신경통, 근육통의 약재로 사용
되고 있습니다.

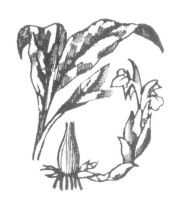

양하탕에서 목욕을 하면 혈행이 활발하게 촉진될 뿐만 아니라 정신의 안정감도 누릴 수가 있어 스트레스 해소, 피로회복, 불면증 등에 효과가 있습니다.

양하탕의 이용법

가을철에 양하의 끝부분인 잎과 줄기를 채집하여 햇볕에 말려 그것을 잘게 썰어 보관해 둡니다.

1회용 분량으로서 양하 두세 움큼을 자루에 넣어 냄비에 15분 정도 삶은 후 그 물과 자루를 함께 욕조에 넣고 목욕을 합니다. 여기에다 건조시킨 뿌리까지 함께 넣으면 효과는 더욱 높아집니다.

부인병에 효험이 있는 약탕

부인병에 효험이 있는 약탕에는 다음과 같은 것들이 있습니다.

인동덩굴탕, 땃두릅탕, 이질풀탕, 모란탕, 마늘탕, 당귀탕

한마디로 부인병에는 수많은 종류의 질환이 있지만 이 책에서는 주로 부인병의 원인이 되는 냉증과 갱년기 장해, 생리불순, 음부의 염증 등에 효험이 있는 약탕만을 다루고자 합니다.

냉증에는 몸을 따뜻하게 해주는 것이 무엇보다도 중요하기 때문에 혈행 촉진작용에 뛰어난 성분을 함유한 약재를 선택하는 것이 기본이라고 하겠습니다.

약탕의 재료로서는 앞에서 언급한 것 이외에 개다래나무, 광대수염, 사프란 등도 좋은 효과를 나타냅니다.

부인병에 효험이 있는 약탕

인동덩굴탕

외상으로 인한 화농, 종기 그리고 치질, 요통, 타박상 등
에 효과가 있다

인동덩굴(忍冬草)은 인동과에 딸린 갈잎 덩굴나무로서 산기
슭에서 자라며, 잎은 길둥글고 마주 나오는데다가 온 몸이 짧은 갈
색털에 덮여 있습니다.

초여름에 향기가 나는 잔꽃이 잎아귀에서 피어나는 데 처음
에는 흰빛을 띠다가 후에 노란빛으로 변합니다. 일단 꽃이 지고 난
다음에는 둥근 열매가 열려 까맣게 익습니다.

한방에서는 이 인동꽃을 금은화(金銀花)라고 부르며, 겨울철
에도 줄기가 마르지 않고 잎이 떨어지지 않는다고 해서 인동덩굴이
라고 이름붙여지고 있습니다.

이 인동줄기와 잎은 요통, 관절통, 타박상, 종기, 해열 등에

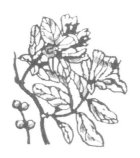 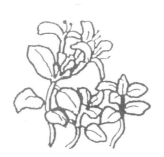

사용되고 있으며, 인동덩굴에는 타닌, 로가닌, 프라보노이드의 로니셀링 등이 함유되어 있어서 소염, 항균, 해독, 해열 등의 작용을 해 줍니다.

따라서 이 약탕에서 목욕을 하면 외상으로 인한 화농이나 종기 등의 피부염증, 감기, 치질, 요통, 관절통, 타박상 등에 효과가 있습니다.

인동덩굴탕의 이용법

덩굴 끝부분 20센티미터 가량을 채취하여 햇볕에 말린 다음, 이것을 잘게 썰어 두세 움큼 냄비에 삶아 그 물을 욕수에 섞어 목욕을 합니다.

부인병에 효험이 있는 약탕

땃두릅탕

혈액촉진작용이 뛰어나고 냉증으로 인한 부인병 전반에
걸쳐 잘 듣는다

땃두릅은 두릅나무과에 딸린 여러해살이풀인데 키는 2미터
이상이고, 잎은 이회삼출(二回三出) 겹잎인데다가 작은 잎은 넓은
달걀 모양 또는 길둥근 모양으로 가에 잔톱니가 나 있습니다.

7~8월경에 엷은 녹색의 꽃이 산형 꽃차례로 줄기 끝에 피고,
열매는 장과(漿果)입니다.

한방에서는 땃두릅의 뿌리를 '독활(獨活)'이라고 부르며, 주로
감기나 류머티즘, 신경통, 치통, 두통 등에 사용하고 있지만 예로부
터 민간에서는 냉증을 비롯하여 부인병의 약재로 사용되어 왔습니
다.

땃두릅 뿌리에는 그라브라, 락튼, 오스톨, 베르가프텐, 앙게롤
등의 정유성분과 지방유가 함유되어 있어서 혈행촉진, 발한(發汗),

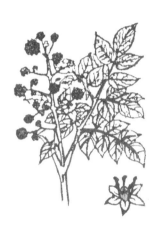

해열, 진통 등의 작용이 뛰어나 땃두릅탕에서 목욕을 하면 몸 안 중심부로부터 따뜻해지기 시작하여 감기, 류머티즘, 신경통은 물론 냉증 및 그것을 원인으로 하는 부인병 전반에 높은 효험을 나타냅니다.

땃두릅탕의 이용법

가을철에 땃두릅 뿌리를 캐내어 적당한 크기로 잘라 햇볕에 말립니다.

1회용 분량으로서 말린 뿌리를 양손 한 움큼을 자루에 넣어 끓인 다음 그 물을 욕수에 섞어 목욕을 합니다.

부인병에 효험이 있는 약탕

 이질풀탕

냉증, 생리불순, 땀띠, 동상, 여드름, 습진 등에 효과가
있다

　　이질풀은 쥐손이풀과에 딸린 여러해살이풀로서, 줄기의 높이
는 50~100센티미터 가량되고 잎은 마주나 있으며, 3~5갈래의 손
바닥 모양으로 갈라져 있는데다가 어린 잎에는 담홍색 얼룩점이 박
혀 있습니다.

　　7~9월경이면 연붉은 색깔의 다섯잎꽃이 잎겨드랑이에 1~3
송이씩 달리고, 삭과(蒴果)는 길이 1.5센티미터 가량의 크기이며 씨
는 검은 빛을 띠고 있습니다.

　　주로 들에 나는 풀인데 우리나라 각지와 대만, 일본 등지에
분포되어 있으며 한방에서는 소중한 약재로 쓰여지고 있습니다.

　　이질풀의 성분으로는 타닌 외에 쿠엘세친, 켄페롤, 아세칠코
린 등이 함유되어 있어 설사나 이질 등에 복용되고 있지만, 이 풀이

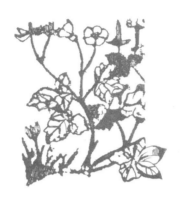

약탕으로 이용될 때에는 냉증, 생리불순 등의 부인병과 이 밖에 땀
띠, 동상, 여드름, 벌레 물린 곳, 습진, 타박상, 종기 따위에 효과가
큽니다.

이질풀탕의 이용법

여름철에 꽃이 붙어 있는 상태의 몸통 전부를 채취하여 통풍
이 좋은 응달에 걸어놓고 말립니다.

1회용 분량으로서 말린 것을 잘게 썰어 세 움큼을 자루에 넣
고 냄비에 15~20분 정도 삶은 후 그 물을 욕수에 섞어 목욕을 합
니다. 여기에다 쑥을 섞으면 더욱 효과가 큽니다.

부인병에 효험이 있는 약탕

모란탕

혈행촉진, 해독, 해열, 갱년기 장해, 냉증, 피로회복에
잘 듣는 약탕이다

모란(牡丹)은 미나리 아재비과에 딸린 갈잎 떨기나무인데 키
는 1~3미터 가량이고 잎은 대형의 깃꼴겹잎 형태입니다.

낱잎은 2~3갈래로 갈라져 있으며 가에는 톱니가 없습니다.

5월경이면 여러 겹의 큼직한 꽃이 새 가지 끝에 피며, 꽃빛은
보통 붉지만 개량품종에 따라 흰색, 자홍색, 흑자색, 황색, 도백색
(桃白色) 등 여러 가지 색깔이 있습니다.

열매는 가을에 익고 검은 씨가 있습니다.

모란의 성분은 아직 충분히 밝혀지지 않았지만 이름모를 종
류의 정유성분과 배당체가 함유되어 있어서 예로부터 고혈압, 강정
(强精)강장제, 건위(健胃), 정장(整腸) 등의 약재로 사용되어 왔습니
다.

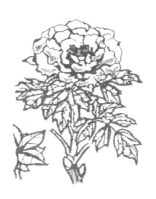

이 밖에도 뿌리의 껍질은 두통, 요통, 지혈, 진통제의 약재로 쓰이고 있으며, 약탕의 경우는 혈행촉진, 해독, 해열, 냉증, 갱년기 장해, 생리불순 등의 부인병과 감기에 효험이 있습니다.

모란탕의 이용법

여름철에 모란을 송두리채 캐내어 지상부분과 뿌리부분을 분리하여, 뿌리는 5밀리미터 두께로 썰어 말리고 줄기는 그대로 햇볕에 말립니다.

1회용 분량으로서 줄기와 뿌리부분을 반반씩 세 움큼을 자루에 넣어 냄비에 끓인 다음 욕수에 섞어 그 물에서 목욕을 합니다.

부인병에 효험이 있는 약탕

마늘탕

냉증 이외에 살균작용이 강해 세균성 질염에 큰 효과가
있다

　　마늘은 백합과에 딸린 여러해살이풀인데 서(西)아시아 원산
의 재배식물로서 옛날 중국을 거쳐 우리나라 및 일본에 전래되어
왔습니다.

　　마늘은 땅 속에 둥근 비늘줄기를 가지고 있으며 잎은 긴 선
형(線形)인데다가 여름에 잎 사이로부터 높이 60～100센티미터의
속이 빈 원주형의 꽃줄기가 솟아나와 그 끝에 담자석의 두상화(頭
狀花)가 핍니다.

　　열매를 맺지 않으므로 비늘줄기를 캐어 두었다가 봄이나 가
을에 논밭에 심습니다.

　　옛부터 강장제(强壯劑)로 쓰여져 왔으며 잎, 꽃줄기, 비늘줄
기에 독특한 냄새가 있어 양념과 반찬으로 사용됩니다.

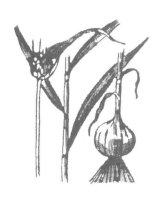

마늘에는 알리신이라는 물질이 함유되어 있는데 이 알리신은 비타민 B_1의 체내 흡수를 도와 주며 비타민 B_1의 활동을 증강시켜 주는 작용을 해주기 때문에 강정(強精), 건위, 정장, 해독, 피로회복 등의 목적을 위해 식용(食用)이나 약용(藥用)으로 쓰여지고 있습니다.

이 밖에도 스콜지닌, 겔라니올, 리나롤 등이 함유되어 있어서 이 약탕에서 목욕을 하면 냉증, 감기, 세균성 질염이나 무좀, 음부 습진에 효과가 있습니다.

마늘탕의 이용법

1회용 분량으로서 껍질을 깐 마늘 서너쪽을 레인지로 약간 찐다음 이것을 자루에 넣어 뜨거운 욕조물에 넣어 두었다가 목욕을 합니다.

부인병에 효험이 있는 약탕

당귀탕

냉증, 생리불순, 갱년기 장해 등 부인병 증세에 잘 듣는
약탕이다

당귀(當歸)는 승검초의 뿌리를 말하는데 이 승검초는 미나리
과에 딸린 여러해살이풀입니다.

포기 전체에 짧은 털이 나 있으며, 줄기는 곧고 높이 1미터
윗부분에는 가지가 나 있습니다.

잎은 마주 나 있고 깃 모양의 겹잎으로 되어져 있는데, 낱잎
은 길이 30밀리미터 가량의 길둥근 모양이거나 달걀 모양을 하고
있습니다.

8월경에 포(苞)가 많은 흰 꽃이 산형 꽃차례로 가지 끝에 피
고, 열매는 길이 7밀리미터인데 등자나무껍질과 비슷한 향기가 납
니다.

당귀에는 브치리진, 프타리드, 리그스티리드 등으로 구성된

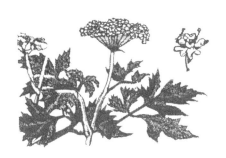

정유와 벨거프텐, β시토스테롤 등이 함유되어 있어서 진통, 진정, 따뜻한 정혈(淨血), 보혈(補血) 등의 작용이 뛰어납니다.

　따라서 한방에서는 빈혈, 냉증, 생리불순, 불임증, 갱년기 장해, 히스테리 등 주로 부인병 전용의 생약(生藥)으로서 사용되고 있으며 이 약탕에서 목욕을 하면 냉증, 생리불순, 갱년기 장해 등의 증상에 효험이 많습니다.

당귀탕의 이용법

　햇볕에 말린 뿌리를 잘게 썰어 1회분 사용량으로서 한 움큼을 자루에 넣어 끓인 후 즙과 자루를 욕조에 넣어 둔 채 목욕을 합니다.

건강하고 아름다운 피부를 만들어 주는 약탕

건강하고 아름다운 피부를 만들어 주는 약탕에는 다음과 같은 것들이 있습니다.

레몬탕, 장미꽃탕, 감나무잎탕, 알로에탕, 인삼탕, 율무탕, 쌀겨탕, 밀기울탕

얼굴과 몸매를 아름답게 가꾸려 해도 육체적인 질환을 앓거나 정신적인 고민거리가 있으면, 결코 아름다워질 수가 없습니다.

이와 같은 의미에서 앞서 소개한 약탕들은 모두가 미용과 관계가 있지만 특히 여기서는 피부미용에 효과가 있는 약탕에 대해 다루고자 합니다.

요컨대 피부미용을 목적으로 하는 약탕에는 피부세포의 활성작용과 보습(保濕), 세정(洗淨), 수축 등의 작용을 하는 약재가 필요합니다.

피부를 아름답게 해주는 약탕은 앞에서 언급한 약탕 외에 벚꽃, 캄프리, 미역, 다시마, 녹미채(鹿尾菜), 모자반(일명 마미조) 등의 해조류(海藻類), 커피, 우유 등도 이용됩니다.

건강하고 아름다운 피부를 만들어 주는 약탕

 레몬탕

> 아름다운 피부를 만들어 주며 검버섯, 주근깨를 예방해
> 주는 동시에 체취도 없애 준다

레몬은 운향과에 딸린 늘푸른 큰키나무인데 인도와 서부 히말라야 원산으로서 아열대 각지에서 재배되고 있습니다.

키는 3미터 가량이며 잎은 달걀 모양이고 끝이 뾰족합니다. 여름철에 향기가 나는 흰 꽃이 피고, 열매는 달걀처럼 생겼는데 처음에는 퍼렇다가 익으면 누래집니다.

레몬나무 종류에는 유레카, 리스본, 베르나, 페미네로오바레종(種) 등 많은 품종이 있는데 그 어느 것에서도 구연산, 비타민 C, 리모넨, 피넨 등의 정유성분이 다량 함유되어 있어서 인체의 혈행촉진, 피부의 활성화, 체취(体臭)제거 작용이 뛰어납니다.

이 때문에 이 약탕에서 목욕을 하면 피부가 매끄러운 윤기를 얻을 수 있으며 한편 검버섯, 주근깨를 예방하는 동시에 겨드랑이

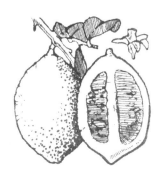

에서 나는 체취를 없애 주며 감기예방, 냉증, 스트레스 해소, 숙취(宿醉) 등에도 효과가 있습니다.

레몬탕의 이용법

1회용 분량으로서 레몬 3~4개를 칼로 서너 조각 내어 욕조에 넣은 뒤 그것을 손으로 짜 과즙을 내어 목욕을 합니다.

특히 조각을 낸 레몬을 피부에 문지르면서 목욕을 하면 더욱 효과가 큽니다.

건강하고 아름다운 피부를 만들어 주는 약탕

장미꽃탕

크레오파트라도 애용했다는 약탕인데 피부에 윤기를 가져
다 주는 전신미용법이다

장미나무는 장미과 장미속(屬)에 딸린 떨기나무의 일종인데
높이가 2~3미터 가량이고 대체로 가지와 가시가 많습니다.

잎은 어긋맞게 나 있으며, 깃꼴겹잎인데다가 턱잎이 잎꼭지
에 붙어 있습니다.

5~6월경에 담홍색, 담자색, 백색 등의 꽃이 아름답고 탐스럽
게 피는데 흔히 암술이 병 모양의 꽃받기 안에 숨어 있습니다.

한방에서는 장미 열매를 건조시킨 것을 영실(營實)이라는 생
약명(生藥名)으로 부르는데 주로 종기, 부스럼, 설사, 이뇨(利尿) 등
의 약재로 쓰여지고 있습니다.

그리고 꽃봉오리에는 비타민 C, 타닌, 구연산 등이 함유되어
있어서 수축작용과 냉각작용이 뛰어나 유럽에서는 들장미의 꽃봉

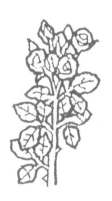

오리를 화장수의 원료로 쓰거나 상처, 화상 등에 사용하고 있습니다.

이 꽃봉오리를 사용한 약탕에서 목욕을 하면 피부염증을 억제해 줄 뿐만 아니라 피부세포의 활력을 증진시켜 젊고 아름다운 피부를 만들어 줍니다. 지난 날 이집트의 여왕 크레오파트라도 이 장미꽃탕을 즐겼다고 합니다.

장미꽃탕의 이용법

4~5월경에 장미꽃봉오리를 채집하여 응달에서 말린 것을 사용합니다.

1회용 사용량으로서 1~2움큼을 자루에 넣어 15분 정도 끓인 다음 그 물을 욕수에 섞어 목욕을 합니다.

건강하고 아름다운 피부를 만들어 주는 약탕

감나무잎탕

거칠은 피부, 가려움증, 여드름, 부스럼, 종기, 습진에도
효험이 있다

감나무는 감나무과에 딸린 갈잎 큰키나무인데 키는 10미터에
이르며 잎은 길둥근 모양에 혁질(革質)이며 암수한그루입니다.

초여름에 담황색의 단성화(單性花)가 취산 꽃차례로 잎겨드
랑이에서 피고, 열매는 가을에 등황색 또는 붉은 빛으로 익습니다.

감나무는 중요한 과수의 하나로 우리나라에서는 중부 이남에
서 많이 가꾸어지는데 열매인 감은 식용, 약용으로 쓰여지며 재목
은 조각 및 가구의 재료로 널리 쓰여지고 있습니다.

감나무잎에는 타닌과 비타민 C가 풍부하게 함유되어 있을 뿐
만 아니라 비타민 A, 비타민 K, 비타민 P 그리고 프라보노이드의
아스트라거린 등도 함유되어 있어서 지혈, 살균, 소염 등의 작용이
뛰어납니다.

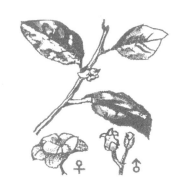

그러므로 이 약탕에서 목욕을 하면 외상, 여드름, 종기, 부스럼, 습진 등에 의한 피부염증을 치유할 수 있을 뿐만 아니라 거치른 피부나 건조한 피부도 부드럽고 건강하게 만들어 줍니다.

감나무잎탕의 이용법

여름철에 감나무잎을 따서 약간 찐 다음 햇볕에 바싹 말립니다.

1회용 사용량으로서 세 움큼을 자루에 넣어 끓인 뒤, 그 물을 욕수에 섞어 목욕을 합니다.

건강하고 아름다운 피부를 만들어 주는 약탕

알로에탕

피부에 윤기를 주어 노화를 방지하는 한편 여드름, 화상,
종기 등에도 효험이 있다

알로에는 백합과에 딸린 늘푸른 여러해살이풀인데 100여 종
의 종류가 있습니다.

알로에의 줄기는 짧고, 다육질의 줄기잎 또는 뿌리잎이 더부
룩하게 나 있으며 칼날 모양을 하고 있는데다가 잎 가장자리에 톱
니가 있습니다.

알로에에는 대롱 모양의 노란 꽃이 총상 꽃차례로 피어나고
열매는 삭과입니다. 알로에는 아프리카 희망봉(喜望峰)이 원산이며
가정에서는 관상용으로 가꿉니다.

알로에가 약재로 이용된 역사는 오래되며 고대 이집트에서는
이 잎의 액즙을 농축하여 건위제(健胃劑)로 사용했으며, 중국에서
알로에를 노회(盧薈)라고 이름붙여 건위제로 사용했습니다.

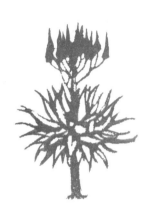

알로에에는 바르바로인, 알로에 에모징, 알로에닌 등이 함유되어 있어 살균, 소염작용이 있으며 특히 화상, 찰과상, 동상, 습진, 옻 따위의 피부염증에 뛰어난 효과를 나타냅니다.

따라서 이 약탕에서 목욕을 하면 앞에서 언급한 증상은 물론 보습(保濕)작용에 의한 윤기 있는 피부를 만들어 낼 수 있습니다.

알로에탕의 이용법

1회용 분량으로서 잎사귀 2~3장을 뜯어 물에 씻은 다음 잎 가장자리의 가시를 제거하고 이것을 잘게 썰어(강판에 갈아도 됨) 자루에 넣어 뜨거운 욕조 속에 담궈 두었다가 그 물에서 목욕을 합니다.

건강하고 아름다운 피부를 만들어 주는 약탕

 인삼탕

세포활성화 작용이 뛰어나고, 피부의 노화를 방지할 뿐만 아니라 피부의 염증까지도 낫게 한다

인삼은 오갈피나무과에 딸린 여러해살이풀인데 키는 약 60센티미터 가량이고 뿌리줄기는 짧고 마디가 있으며, 아랫부분에 실꾸리 모양의 살찌고 흰 곧은 뿌리가 가지를 쳐서 도라지 비슷하게 생겼습니다.

줄기는 외줄기로 곧게 서 있으며, 줄기 끝에 서너 개의 잎이 돌려 나는데 잎꼭지가 길며, 다섯 개의 쪽잎으로 된 손바닥 모양의 겹잎입니다.

암수 한 집으로 늦봄에 황록색의 다섯잎꽃이 가지 끝에 피고, 열매는 길죽하게 둥글고 붉게 익으며 두 개의 씨가 있습니다.

인삼에는 긴세노사이드(사포닌) 및 파나센(세스키텔펜), 파나키시놀(포리아세치렌), 니코틴산 등이 함유되어 있어서 세포활성화,

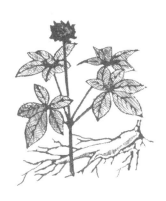

강정(强精), 정신안정, 신진대사 촉진 등의 작용이 뛰어나 이 약탕에서 목욕을 하면 피부의 청정, 염증의 제거, 노화의 방지, 탁월하게 아름다운 피부만들기의 효과가 큽니다. 이뿐만이 아니라 스트레스의 해소, 불면증, 피로회복 등에도 효용이 큽니다.

인삼탕의 이용법

1회용 사용량으로서 건조시킨 인삼잎과 잔뿌리 한 움큼을 자루에 넣어 15분 정도 끓인 뒤 그 물과 자루를 욕탕에 넣고 목욕을 합니다.

> ### 건강하고 아름다운 피부를 만들어 주는 약탕

율무탕

거친 피부를 부드럽고 매끄럽게 해주며 검버섯, 주근깨를 방지하여 예쁜 피부를 만들어 준다

율무는 포아풀과에 딸린 한해살이 재배식물인데 키는 약 1.5 미터 가량되고, 잎은 가는데다가 길고 어긋맞게 납니다.

7월경에 흰 단성화(單性花)가 피며, 열매는 보리보다 굵고 윤이 납니다. 율무는 식용이나 약용으로 쓰여집니다.

원래는 열대 아시아 원산이지만 우리나라 각지에 분포되어 있으며 약재명으로는 '의이인(薏苡仁)'이라고 부릅니다.

한방에서는 율무를 약재로 사용하는데 특히 소염, 진통, 이뇨, 강장 등에 효능이 있습니다.

한편 민간에서는 율무죽이나 율무차를 만들어 허약한 체질의 보양식품으로 삼고 있습니다.

율무에는 지방산 에스텔의 코이크세노리드가 함유되어 있어

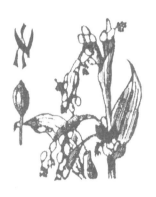

서 항(抗) 종양작용에 뛰어난 효능이 있는데, 율무를 약재로 사용한 욕탕에서 목욕을 하면 기미(검버섯), 사마귀, 주근깨, 거칠어진 살갗 예방에 도움을 주며, 피부를 아름답게 유지시키는 효과가 있습니다.

율무탕의 이용법

한약재를 파는 약재상에서 율무를 구입하여 1회 사용량으로서 2~3움큼을 자루에 넣고 냄비에 15분 정도 끓인 다음 그 물과 자루를 함께 욕탕에 넣어 두고 목욕을 합니다.

건강하고 아름다운 피부를 만들어 주는 약탕

쌀겨탕

거칠은 피부를 매끈하고 부드럽게 해주며 촉촉한 피부를
유지시켜 준다

가을에 수확한 벼에는 외피로 싸여져 있으며 이 외피를 왕겨
라고 부릅니다.

그런데 이 왕겨를 벗겨 낸 것을 일반적으로 현미(玄米)라고
말하며, 이 현미에는 과피(果皮)와 종피(種皮), 호분(湖粉) 등의 속
겨 층과 배아가 함께 붙어 있습니다. 쌀겨는 바로 현미를 쓿을 때
현미에 붙어 있던 속겨 층이 떨어져 나간 부분을 뜻합니다.

이 쌀겨 속에는 리놀산 등의 지방을 비롯하여 비타민 B_1, 비
타민 E, 단백질, 무기염류가 많이 함유되어 있어서 기름 짜는 원료
로 쓰여지는가 하면, 가축을 사육하는 농후(濃厚) 사료로도 이용되
고 있습니다.

또한 일본식 짠지인 '다쿠앙'(말린 무를 소금겨에 절여서 만

든 단무지)을 담을 때 무 사이 사이에 채워 넣는 재료로 사용되기도 합니다.

어쨌든 쌀겨가 함유하고 있는 성분들은 인체의 피부에 대해 뛰어난 작용을 해주기 때문에 우리나라에서는 예로부터 여성의 아름다운 피부만들기에 없어서는 안될 미용재료로서 각광을 받아 왔습니다.

그 대표적인 것이 여성들이 목욕을 할 때 쌀겨를 자루에 넣어 몸을 문지르는 미용법입니다. 따라서 쌀겨를 넣은 약탕에서 목욕을 하면 거친 살갗, 냉증, 생리불순, 생리통까지도 치유됩니다.

쌀겨탕의 이용법

1회용 분량으로서 쌀겨 500그램을 자루에 담아 뜨거운 욕조 속에 넣어 두었다가 그 물에서 목욕을 합니다. 가급적 욕조 내에서 쌀겨가 담긴 자루로 몸을 마사지하는 것이 좋습니다.

건강하고 아름다운 피부를 만들어 주는 약탕

밀기울탕

피부의 보습작용에 의해 살갗에 촉촉한 윤기를 주며 냉증
에도 효과가 크다

밀기울은 밀을 빻아 체로 쳐 가루를 받아내고 마지막 체 안
에 남아 있는 찌꺼기를 말합니다. 이 속껍질이 많이 섞인 물질을
밀무거리 또는 맥부(麥麩), 맥피(麥皮)라고도 말합니다.

밀기울에 대해 좀더 구체적으로 설명한다면 밀의 속껍질이
12~15퍼센트 가량 섞인 것으로서, 용적이 크고 기호성이 높으며
소화가 잘 되는 성분을 함축하고 있습니다. 지난 날 가난한 시골
농촌에서는 이 밀기울을 섞어 식용으로 했던 시절도 있었습니다.

이 밀기울은 거의 모두가 가축의 사료로 쓰여집니다만 이 밀
기울에는 비타민 B군을 비롯하여 비타민 E 그리고 철, 칼륨 등의
미네랄, 단백질, 지방 등이 풍부하게 함유되어 있어서 피부세포의
활성화나 피부표면 보호에 큰 효과를 발휘합니다.

시판중인 입욕제(入浴劑) 중에는 효소(酵素)를 배합한 것들이 있는데 밀기울을 사용한 약탕은 좋은 효능을 발휘합니다.

그 효능이란 모공(毛孔) 속에 쌓여 있는 노폐물을 분해시켜 피부를 깨끗하게 해줄 뿐 아니라 피부를 보호해 주는 막(膜)까지 만들어 주어 피부의 건조를 예방해 주며 촉촉하고 윤기 있는 젊은 살갗을 만들어 주는 구실을 해줍니다.

밀기울탕의 이용법

자연식품을 파는 곳에서나 도정하는 정미소에서 밀기울을 입수합니다. 1회 사용량으로서 밀기울 300그램을 자루에 넣어 뜨거운 욕탕에 넣어 두었다가 물이 좀 식은 후 밀기울 자루를 주무르면서 목욕을 합니다.

피로회복에 효험이 있는 약탕

피로회복에 효험이 있는 약탕에는 다음과 같은 것들이 있습니다.

삼목(杉木)탕, 해당화탕, 셀러리줄기탕, 향기욕탕

육체적 피로, 정신적 피로, 경미한 피로, 일과성 피로 등 피로에는 여러 가지 형태가 있습니다.

한마디로 피로라 함은, 노폐물이 체내에 축적(육체적 피로)되거나 스트레스가 축적(정신적 피로)됨으로써 생기는 생리적 현상입니다.

그런데 이와 같은 피로를 물리치거나 해소시키기 위해서는 약탕에서 목욕을 하는 것이 효과적인 방법인데 이같은 약탕에서 쓰여지는 약재는 신진대사를 촉진시켜 주는 약재와 진정작용을 해주는 약재가 필요합니다.

그래서 여기서는 그와 같은 성분을 함유한 약탕에 대하여 소개하려고 합니다.

피로회복에 효험이 있는

삼목탕

혈행을 촉진시켜 피로회복, 안면, 스트레스 해소, 감기예방에 좋다

　　삼목(杉木)은 소나무과에 딸린 늘푸른 바늘잎 큰키나무인데 높이는 약 20미터 가량되고 줄기는 곧고 껍질은 갈색의 섬유질(纖維質)로 되어 있습니다.

　　잎은 아주 작은 가지에 뭉쳐 나오며 그 잎은 짧은 바늘 모양을 하고 있는데 안으로 구부러져 있습니다.

　　삼목은 암수한그루를 이루며 암, 수꽃이 따로 피고, 꽃은 이른 봄에 피되 길둥근 모양의 수꽃은 담황색이며 가지 끝에 모여 달려 누른 꽃가루를 뿌립니다.

　　구과는 손가락 모양을 한 황갈색의 것으로서 10월경에 익고 씨에는 날개가 있습니다.

　　삼목의 줄기와 잎에는 정유성분과 수지성분 등이 풍부하게

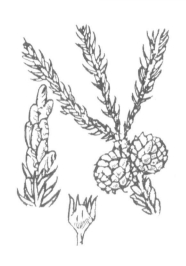

함유되어 있으며 특히 피부의 자극과 혈행 촉진의 작용이 있습니다.

　따라서 이 약탕에서 목욕을 하면 피로회복, 스트레스 해소, 불면증, 류머티즘, 신경통, 요통, 통풍 등의 아픔을 완화시켜 주며 심지어 감기예방이나 냉증에도 효험이 있습니다.

삼목탕의 이용법

　삼목의 잎(가지 끝의 것이 좋음)을 이용합니다.

　1회용 분량으로서 세 움큼을 냄비에 넣고 15~20분 정도 끓인 다음 그 물을 욕수에 섞어 목욕을 합니다.

피로회복에 효험이 있는

해당화탕

피로회복, 스트레스 해소를 비롯하여 불면증, 미용효과에도 좋다

해당화(海棠花)는 장미과에 딸린 갈잎 떨기나무인데, 가시가 많고 잎은 깃꼴겹잎이며 7~9개의 작은 잎은 길둥근 모양에 톱니가 있고 잎 뒤에 선점(線點)과 잔털이 나 있습니다.

5월경에 짙은 홍색의 다섯잎꽃이 1~3개씩 가지 끝에 피고, 가장과(假漿果)는 거의 공 모양이며 8월에 황적색으로 익습니다.

해당화는 바닷가의 모래 땅이나 산기슭에서 자라는데 우리나라 각지와 일본, 사할린, 만주, 캄차카 반도에 분포되어 있습니다.

해당화는 주성분으로서 게라니올, 시트랄, 리나롤 등의 정유성분을 함유하고 있어서 장미유를 짜내어 향수의 원료로 이용되고 있지만 설사, 생리불순(특히 월경과다) 등의 약재로도 중시되고 있습니다.

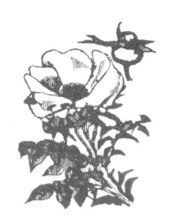

해당화탕의 약탕도 근본적으로는 장미탕과 똑같은 효과를 기대할 수가 있는데 피부의 염증, 피부세포의 활성화, 젊고 싱싱한 피부의 유지에 효과가 있습니다.

해당화탕의 이용법

5~7월경, 꽃봉오리에서 절반 가량 핀 꽃을 채집하여 응달에서 말린 다음 그것을 1회용 분량으로서 1~1.5움큼을 자루에 넣어 뜨거운 욕탕에 넣어 두었다가 그 물에서 목욕을 합니다.

피로회복에 효험이 있는

셀러리줄기탕

피로회복, 스트레스 해소에 효과가 있으며 불면증, 미용, 감기예방에도 좋다

셀러리(celery)는 미나리과에 딸린 두해살이풀인데 키는 80센티미터 안팎이며 잎은 깃꼴겹잎이고 첫가을에 녹백색의 작은 꽃이 핍니다.

원래는 유럽 해안지방에 야생하였지만 전체의 향기와 단맛이 좋아 여러 나라에서 재배하여 식용으로 쓰이고 있습니다.

봄에 온상에 씨를 뿌리고 초여름에 수확하는데, 영양가가 높아 사람들에겐 인기 있는 야채입니다.

셀러리에는 피넨, 밀센, 리모넨, 세리넨 등의 정유성분과 비타민 A, 비타민 B_1, 비타민 B_2, 비타민 C 그리고 철분 등을 풍부하게 함유하고 있어서 진정, 강장제 등의 작용을 하는 약채(藥菜)로서 널리 사용되고 있습니다.

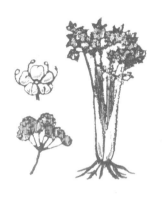

이 약탕에서 목욕을 하면 진정효과가 뛰어나고, 피로회복이나 스트레스 해소, 불면증 등에 효과가 있을 뿐만 아니라 미용이나 감기예방, 각기(脚氣), 냉증에도 효과가 큽니다.

셀러리줄기탕의 이용법

여름에서 가을에 이르는 사이에 셀러리의 줄기와 잎을 채집하여 그것을 1~3센티미터 크기로 자른 다음, 1회 사용량으로서 3~4움큼을 자루에 넣어 뜨거운 욕탕에 넣어 두었다가 그 물에서 목욕을 합니다.

피로회복에 효험이 있는

 향기욕탕

스트레스 해소와 두통, 생리불순, 땀, 분비물 등을 조절
하여 생체리듬을 회복시켜 준다

요즘 목욕용품을 찾는 사람들이 자연스럽게 늘어나고 있습니다.

특히 '아로마테라피'로 불리는 향기목욕법이 인기를 끌고 있
는데 이 목욕법은 천연향이 나는 목욕용품을 통해 스트레스를 해소
하고 두통, 생리불순, 땀, 분비물 조절 등의 생체리듬을 회복시키는
목욕법을 말합니다.

예를 들어 장미향은 두통에, 라벤더향은 생리불순에, 레몬향
은 땀 등의 분비물 조절에 각각 효과가 있습니다. 최근에는 여성용
품 외에 남성과 아기들을 위한 용품도 다양합니다.

버블바스 : 거품욕은 세정력과 노폐물 분해력이 탁월하고 천연
과일향을 사용한 탓으로 피로회복에도 효과적입니다. 오일제품은
한두 방울만 떨어뜨려도 효과가 있습니다.

샤워젤 : 목욕이나 샤워 후 이완된 모공을 수축시켜 주며 피부 탄력을 유지시켜 줍니다. 특별한 머리손질이 필요한 사람은 영양샴푸를 사용합니다.

향비누 : 기계생산이 아닌 수제비누를 사용하면 피부가 더 부드러워지는 느낌을 느끼는데 레몬, 딸기, 복숭아, 목련향 등 종류도 다양합니다.

바스소금 : 물이 가득 찬 욕조에 절반만 넣어도 물에서 기포가 생겨 온천효과를 낼 수 있습니다. 오일과 약용소금이 함유돼 있어 피로회복과 미용에 좋으며 오일형태와 소금형태의 두 가지가 있습니다.

바디&풋 스크럽 : 목욕할 때 각질이 많은 부위에 마사지하듯 문지른 후 씻어내는데, 이 제품을 사용하면 각질이 제거돼 피부가 매끄러워집니다. 알갱이가 들어 있는 발 전용 스크럽도 있습니다.

바디로션 : 피부를 부드럽게 해주는 오일과 완화제가 함유돼 있어 피부를 촉촉하게 가꿔줍니다.

바디오일 : 올리브나 코코넛 오일 등을 함유하고 있어 욕조에 몇 방울 떨어뜨린 후 사용하면 피부가 한층 부드러워집니다.

신비로운
반신욕과 약탕욕법
이야기

2000년 3월 5일 초판인쇄
2000년 3월 10일 초판발행
지은이 · 문진용
발행인 · 박경일
펴낸곳 · 한국산업훈련연구소
주소 · 서울시 동대문구 신설동 104-30
등록 · 1978년 6월 24일 제1-256호
전화 · 02)2234-4174~5
팩스 · 02)2234-6070
정가 8,000원

잘못된 책은 바꾸어드립니다.
ISBN 89-7019-150-X